國醫大師文庫

北京國醫書院公益基金會　組編

國◎醫◎大◎師

路志正傳

主編——王階　路喜善
主審——路志正

上海科學技術出版社

圖書在版編目（CIP）數據

國醫大師路志正傳 / 王階，路喜善主編.—上海：上海科學技術出版社，2019.11
（國醫大師文庫）
ISBN 978-7-5478-4634-6

Ⅰ.①國… Ⅱ.①王… ②路… Ⅲ.①路志正—傳記
Ⅳ.①K826.2

中國版本圖書館CIP數據核字（2019）第222329號

國醫大師路志正傳

主編——王　階　路喜善

上海世紀出版股份有限公司
上 海 科 學 技 術 出 版 社 出版、發行
（上海欽州南路 71 號　郵政編碼 200235）
新華書店上海發行所經銷
浙江新華印刷技術有限公司印刷
開本　787×1092　印張 18.5
字數　100千字
2019年 11月第 1版
2019年 11月第 1 次印刷
ISBN 978-7-5478-4634-6/R・1951
定價：280.00元

本書如有缺頁、錯裝或壞損等嚴重質量問題，請向印刷廠聯系調換

内容提要

路志正，首屆國醫大師，中國中醫科學院主任醫師，全國老中醫藥專家學術經驗繼承工作指導老師，首都國醫名師，國家級非物質文化遺產傳統醫藥項目代表性傳承人。擅長中醫内科、針灸，對婦科、兒科等亦有很深造詣。

本書以時間爲軸綫，以重要事件的發生作爲内容和節點，通過故事形式呈現了國醫大師路志正的一生。本書從路志正的出生開始闡述，兼及路志正的父母、家人、家庭對路志正的影響，詳述路志正的成長年代、成長環境、成長故事、工作經歷到成爲國醫大師的過程，具體包括治學道路、重要成就、主要貢獻、教育傳承、生活故事、才華愛好、醫德醫風等方面。

本書可供中醫臨床工作者、中醫藥研究人員、中醫院校師生及中醫愛好者參考閱讀。

叢書編委會

顧問委員會

路志正　李輔仁　顔正華　唐由之　張　琪　周仲瑛　李濟仁
張學文　孫光榮　阮士怡　陳可冀　金世元　石學敏　李今庸
劉志明　徐經世　劉敏如　晁恩祥　王　琦　劉尚義　劉柏齡
吕景山　張大寧　鄭　新　尚德俊　夏桂成　禤國維　唐祖宣
朱南孫　許潤三　張　磊　段亞亭　柴嵩岩　王　烈　鄒燕勤
葛琳儀　尼　瑪　劉嘉湘　李業甫　吕仁和　楊春波　雷忠義
王世民　沈寶藩　薛伯壽　韋貴康　廖品正　包金山　伍炳彩
周岱翰　李佃貴　張伯禮

總策劃

崔咏梅　張　德

編　委（按姓氏筆畫排序）

王　階　王　顯　毛　威　毛静遠　亢澤峰　方祝元　左國慶
史大卓　吕玉波　吕玉娥　朱　亮　朱婉華　安冬青　李　琳
李延平　李燦東　肖　臻　宋柏林　周　嘉　冼紹祥　韋　堅
晋衛兵　高　雲　陳小虎　孫　波　孫士江　孫文正　崔咏梅
許建秦　張　德　張佩青　張勉之　張洪春　張軍平　張國梁
楊文明　趙瑞華　趙曉峰　劉中勇　劉洪冰　劉清泉　謝春光

編委會

主　審

路志正

主　編

王　階　路喜善

副主編

崔咏梅　姜　泉

編委（按姓氏筆畫排序）

王　階　姜　泉　唐曉頗　崔咏梅　張　德　張華東　張甦穎

焦　娟　楊鳳珍　路京華　路京達　路喜善　鞏　勛　劉蔚翔

劉麗娜　劉簽興　韓　曼

撰稿人

張甦穎

總序

中醫藥學乃國之瑰寶，中華古文明之集大成者。神農氏嘗百草，以治人病，爲有醫術之始，而後歷經千年的實踐和檢驗，汲取先賢的哲學思想與行爲方法，乃成《黄帝内經》《難經》《傷寒雜病論》《神農本草經》等經典，至此標志着中醫藥學初始完備。其體天格物，重天人相映，辨證去疾，貴療效養生，中醫藥學這一原生中國醫學不僅守護着華夏子孫的繁衍生息，其對世界醫學的卓越貢獻也不可磨滅。

中醫藥學經久不衰，首先依靠的是歷代上工妙手，他們以醫爲己任，一面含靈救苦，接濟衆生，一面言傳身教，培育後人，同時集思廣益，筆耕不輟。其次依賴的是以經典爲主的大量醫學專著，書籍既能記載多人的智慧經驗，又有更加廣泛的傳播效力。然而，古代醫書多爲醫家所撰，述録均是針藥方劑，雖有扁鵲、華佗等大醫入傳，亦是重醫事淡人文，以致世人難識其音容笑貌，精進人生。中醫藥學是打開中華文明寶庫的鑰匙，過往醫家翹楚作爲執鑰之人，後世難以還原其本真的鮮活生命形象，民間往往以神傳之，也是一大憾事。

現代科學的快速發展，尤其是西醫學的大步前進，使中醫藥學經受前所未有的考驗。幸有當代中醫聖手刻苦努力、堅忍不拔，他們發皇古義、融會新知，使獨立于現代醫學之外的中醫藥學頑强地延續、發展、壯大，繼續爲當代人類的衛生健康做出巨大貢獻，中醫藥學未來對現代醫學的發展更會起到不可替代的作用。

二〇〇九年以來，國家分三批評出九十位國醫大師，「國醫大師」這一榮譽稱號體現了國家對中醫傳承，以及中醫在關乎大衆生命健康、社會穩定的關鍵時刻做出的歷史性貢獻的肯定。

北京國醫書院公益基金會攜同各界仁人志士，共同爲中華民族國醫振興盡綿薄之力。立項編纂「國醫大師文庫」系列叢書項目，撰寫原則秉持：一、追求實事求是，客觀全面，謂之能立；二、注重學術思想提煉，符合傳承傳播規律，謂之能傳；三、强調臨床經驗的歸納總結，把大師們的師古不泥古，創新進取態度及成就表現盡至，謂之能用。「國醫大師文庫」内容按國醫大師傳記、醫案醫方、醫文醫話、醫德醫策、傳承譜系、養生方法等分別成册，力求客觀詳實，豐滿生動地展現當代國醫大師的風貌。

「國醫大師文庫」系列叢書在編纂出版過程中，獲得了個人和相關單位的大力支持，在此深表感謝！同時敦請先學指正叢書不足之處，以便在後續叢書編寫過程中進一步完善。

「國醫大師文庫」叢書編委會

二〇一九年十月

前言

路志正（一九二〇—　），字子端，號行健，河北藁城人，當代中醫臨床學家，首届國醫大師，全國中醫藥領域最具影響力的醫家。

路志正懸壺近八十載，融通諸家，尤擅内科，針藥并施，善治眩暈、脅痛、濕痹、痞滿、癭病、狐惑、燥痹、胸痹、不寐、多寐、經帶胎産病、不孕等疑難病症。重培後天脾土，揚温病以新用，拓痹證新證病名，立「濕病不獨南方，北方亦多濕病」一説，有力推動了相關學科的發展。主編出版了《路志正醫林集腋》《中醫濕病證治學》等著作十餘部，發表學術論文百餘篇，是當代學術研究領域的領軍人物。

路志正參與領導了國家多項重大課題研究，組織數據挖掘，經驗傳承，「非典」等重大疫情肆虐時，路志正立即成立治療小組，全力以赴制定處方，爲控制疫情做出了貢獻。在數次關乎中醫藥事業發展的重大時刻，路志正聯合多位專家上書國家領導人，就相關重要問題建言獻策，對推動中醫藥事業健康發展發揮了巨大作用。二〇〇八年被評爲國家級非物質文化遺産傳統醫藥項目代表性傳承人，被授予「世界中醫藥聯合會杯王定一杯中醫藥國際貢獻獎」，二〇〇九年先後被授予「首都國醫名師」和「國醫大師」稱號。二〇一〇年，衛生部部長陳竺及部黨委書記張茅在向「中醫藥傳承發展論壇暨路志正教授從醫七十周年學術思想研討會」致賀時，盛贊路志正「大醫精誠，仁心仁術」。

路志正不但博通經籍，精思敏悟，崇尚「學問勤中得」，而且注重德行修養，虚心問道，强調「受益惟謙，有容乃大」；不但躬身實踐，注重療效，精研覃思，善于總結，而且闡發藴奥，聿著方書，培杏成林，桃李芬芳，强調「善學者繼其志，當仁不讓其師」。

回眸人生近百年，路志正克己勤勉的治學態度、豐富寶貴的臨床經驗、仁愛濟世的醫德醫風是後世醫者學習的典範。有鑒于此，本書系統整理路志正的人生軌迹、從醫歷程、學術思想、仁心厚德，采擷精粹，匯録成案，始成「國醫大師文庫」系列叢書第一輯。

爲做好書稿撰寫工作，本書作者山東中醫藥大學教授、國家中醫藥管理局「十二五」重點學科中醫情志學學科帶頭人張甦穎女士先後十餘次進京，三度拜訪路志正，多次與其長子路喜善、次子路京華及弟子座談，并詳讀參閲十餘本學術著作，匯集多方力量，歷時一年精心打磨而成本書，供讀者取法觀摩。若能觀其書以通其意，則實爲推動中醫藥事業發展做出了綿薄貢獻。

《國醫大師路志正傳》編委會

二〇一九年十月

目録

第一章／生於憂患，幼承家學（一九二〇—一九四九）

第一節／弄璋之喜

一九二〇年十二月二十一日（農曆庚申年），位於滹沱河南岸的河北藁城北窪村的路永修家，再次迎來弄璋之喜。那時的北窪村不大，有百十户人家，除二户姓郝外，餘者皆爲路姓。路家雖是望族，但路永修這一支人丁並不興旺，從曾祖父路元勛算起，已數代單傳。如今路永修能在兒女雙全之時再添麟兒，全家上下，自是欣喜異常。

在北窪村，路永修算得上是小有名氣的文化人，讀過私塾，酷愛四書五經，粗通中醫，還開過一陣子藥鋪。然其生性敦厚，不善經營，又時常施藥於生活窘迫的鄉鄰，以致生意日漸困頓，入不敷出，無奈之下，只好關張店鋪，專事農耕。

痴迷於傳統文化的路永修，頗具文采，閒暇時常將《易經》《道德經》等典籍中的名言佳句信手拈來，教兒女誦讀。「下震上坎」，乃《易經》雲雷交動之「屯卦」，象徵事物的初生，元始，亨通，利於堅守正固。傳統易學中，「屯卦」又爲陰曆十二月之卦，主小寒節氣，乃公、卿、大夫、侯之侯位卦，具有「元、亨、利、貞」的德性，卦意爲居上不傲，處困思變。次子恰好生於臘月，爲表達自己的希冀和祝福，路永修遂依「屯卦」初九「雖盤桓，志行正也」之爻意，爲這個眉目清秀的新生兒取了一個非常響亮、大氣的名字：路志正。後又遵《易經・乾卦》象傳之「天行健，君子以自强不息」，爲其賜號「行健」，希望兒子在成長的道路上，即使遇到挫折也一定要堅守正道，修身立志，厚德載物，謹慎謙和，堂堂正正做人，如亞聖孟子所言「仰不愧於天，俯不怍於人」，成就一番事業。

路志正出生時，路家家境尚可，有十幾畝薄田。母親路戴氏是一位性格爽朗、心地善良、勤儉能幹的傳統女性，持家有方。自幼聰慧的路志正深得長輩寵愛，父親路永修更是對其寄予厚望，經常攬在懷裏，一字一句地教他識文斷字，或背誦一些簡單的詩詞名句，其樂融融。然天有不測風雲，路志正三歲時，因兄長意外夭折，母親悲傷過度，積勞成疾，不幸撒手人寰。接二連三的變故，使原本就缺少精壯勞力的路家雪上加霜，生活每況愈下，以致路志正到了啓蒙年齡，家中雖素來重視子孫教育，却已經無力送其讀書學習。

北窪村正南，有路姓一族的宗祠，其後院便是村裏的學堂。路志正雖素來膽小，好奇心却很强。五六歲時，他看到一些與自己年齡相仿的孩童每天背着書包有説有笑地打自家門前經過，時常會有一探究竟的衝動。一天，他終於鼓足勇氣尾隨他們來到學堂門口。起初，只是遠遠觀看屋内孩子們跟着先生摇頭晃腦地誦讀，後來乾脆慢慢地靠近教室後門，小心翼翼地坐在地上聽起課來……失去兄長後，作爲路家「獨苗」的路志正，由祖母照看，很少讓其離開自己的視綫。當祖母突然發現小孫子半天不見踪影時，立刻六神無主，方寸大亂，連忙招呼街坊鄰居幫忙尋找。正在衆人焦急萬分之際，學堂的先生已派人將「蹭課」的路志正送回家中。驚魂未定的父親，並未因此對其進行責罰，在弄清事情的始末後，反而表揚道：小孩子這麽愛學習，是好事，將來一定會有出息的。時隔多年，在回憶起兒時的這一經歷時，路志正不止一次地對自己的兒女及學生感嘆：對孩子的教育，要以表揚、激勵爲主，萬不可輕易打罵、責罰，有時候家長無意間的一句表揚，可能會影響、激勵子女一生。

偶然的旁聽，激起了路志正對上學的强烈渴望。儘管當時家裏的日子已是捉襟見肘，但幾位長輩經過商量，還是決定要想方設法滿足其願望。路志正深知學習機會得來不易，入學後雖然在班上年齡最小，却非常自律。每天用心聽課，從不調皮搗蛋，作業也寫得格外認真，成績一直名列前茅，經常受到先生褒獎。十一歲讀完初小後，路志正在小伙伴中脱穎而出，順利考取了高小。設在南孟村的高小，距北窪十餘里，一個學期的學費竟要十二塊大洋，這對於温飽都已無法保障的路家，實在是難以企及。生活的窘迫，使路志正繼續求學的夢想化爲泡影。

輟學時，路志正還不到十二歲，個子又没長開，身體比較孱弱。終日下地種田，倍感辛苦。此後的一二年裏，他不僅學會了耕、耪、種、鋤、收等各種農活，也愈發體會到披星戴月、櫛風沐雨討生活的艱辛。歲月的磨難，使他養成了一生勤儉節約的好習慣。

這段頭朝黄土背朝天的日子，使路志正逐漸知曉了自己作爲路家唯一男丁的責任和擔當，但其對讀書明理的渴望，仍始終縈繞心頭。

第二節／總角習醫

冀中一帶，民風淳樸，大多耕讀傳家。鍾情於傳統文化、粗通醫道的路永修，也將自己未能實現的從醫夢想，寄託在兒子身上。自路志正懂事起，父親便經常在指導他背誦《三字經》《百家姓》《弟子規》《千家詩》的同時，學習《醫學三字經》《湯頭歌訣》《藥性賦》等中醫普及讀物。可以說，父親是他學醫的啓蒙老師。俗話説，可憐天下父母心，在路志正外傳之年，儘管家裏生活已舉步維艱，但爲了兒子的前程和自己曾經的夢想，路永修權衡再三，最終決定送兒子去本村路益修開辦的中醫學校學習。

路益修是路志正家的近支，行三，較路永修年長，是清末秀才出身。路益修聰敏好學，素有凌雲之志，曾出任藁城「修志局長」，參與過第四次《藁城縣誌》的續修工作，但在求取功名的道路上却是屢屢受挫，名落孫山。無奈之下，才棄文習醫。學醫無師自通，又善於在臨證中不斷總結經驗的路益修，很快名震鄉里。他學問深、醫術高、人緣好，深受鄉親們敬重，十里八村的許多人家，都想送孩子隨其學醫。於是，路益修在一九三四年創辦了河北中醫專科學校，正式開班授業。

路益修素來與路永修交好，又是本家，年少的路志正理所當然地認爲父親既已開口相求，跟三伯父學醫必是板上釘釘之事。誰知一晃十餘天過去，路永修依舊每天帶着他早出晚歸，下地勞作，絶口不提何時去上學。憋了幾天，路志正終於按捺不住，惴惴不安地向父親探詢。原來，路益修是在擔心他年少浮躁，心性未定，受不了習醫之苦，恐其半途而廢，難成大器，故而有所猶疑。得知緣由後，路志正當即向父親表示：自己喜歡學醫，也不怕喫苦受累，不僅能堅持下去，而且一定會學好。爲了表達自己的決心，路志正開始堅持在每天勞動之餘，書寫幾幅毛筆字交給路益修評判，絶無懈怠。功夫不負有心人，没過多久，路益修就讓路永修請來了中證保人，令路志正跪地當衆向其磕了三個響頭，完成了拜師大禮。由此，路志正正式步入杏林。

路益修的中醫學校，係個人出資，經費有限，規模不大，校舍也是租賃本村村民路大喜的一處閑置小院，教室僅有兩間，學生有二十餘人，多來自本村或鄰近村鎮，年齡、文化水平參差不齊。入學時，路志正年齡尚小，對同期在校學習的同學印象深刻的只有三人：一個是路益修的小兒子路士農，當時是學校裏的活躍分子。抗戰全面爆發後不久，便離開學校，後來才聽説他參加革命去了延安。另外，還有兩位高小畢業的同學，一位叫路繼勛，被安排重點學習内科；另一位叫路繼德，則主修眼科。

路益修不僅是校長，還兼任教師，主講《内經》《難經》等經典著作以及《診家正眼》《本草備要》《四診心法》等中醫基礎理論課程。自學成才的路益修，深知中醫經典雖文義深奥難通，但非常重要。故特聘清末秀才陳宣澤先生來校教授《論語》《孟子》《古文觀止》等國學典籍。陳先生學識淵博，性情隨和，但上課時對學生要求甚嚴，尤其注重基本功的培養。路志正回憶當年在課堂上，陳先生經常眯縫着眼、輕輕晃動着身體，悠哉悠哉地聽學生們背誦。一旦有人偷懶或者背錯一句，隨着陳先生拖着長音的一聲「嗯」，大家便乖乖地從頭背起；而書法課練字時，陳先生則經常會神出鬼没地站在同學們身後，出其不意地抽動某學生手中的毛筆，檢驗其執筆姿勢是否正確、用力是否得當。陳先生教學之餘，十分喜歡讀書，且涉獵頗廣，他的桌子上總是堆滿各種書籍，還時常在醫書下面掩藏着《東周列國志》《幼學瓊林》《龍文鞭影》《聊齋志異》等引人入勝的文學讀本。路志正説，年少的他就曾多次趁着交作業之際，從老師的案頭「順走」過小説，夜晚挑燈快速瀏覽後，第二天一早偷偷放歸原處，給當時枯燥的學習生活平添了不少樂趣，且幼時匆匆讀過這些「閑書」中的許多片段，至今還歷歷在目。

一年後，路益修又聘請了自己的好友、山西名醫孟正己先生爲大家教授《傷寒論》《金匱要略》等經典課程。孟先生學富五車，育人有方，臨床經驗豐富，在山西、河北等地聞名遐邇。惜才的孟先生對古文及中醫基礎理論功底扎實、性情敦敏、上進心强的路志正青睞有加，經常爲其「開小竈」，指定《素問》《靈樞》《圖解難經脈訣》《本草備要》等具體書目，督促其學習，並意味深長地爲路志正賜字「子端」。生活一向節儉的孟先生，還專門託人從天津買來《周易白話解》相贈，希望其通曉天地之道，學做濟世良醫。

幼而徇齊，近三年的系統學習，不僅爲路志正打下了堅實的理論基礎，更重要的是掌握了學習中醫的正確方法。古人云：善言天者，必應於人；善言古者，必驗於今；善言氣者，必彰於物。學習中醫之路，道阻且長，並無捷徑。《素問·著至教論篇》中凝練的「頌、解、別、明、彰」五字訣，更是古今歷史上無數名醫成才的不二法門。在回顧自己的學醫經歷時，路志正深有體會地說：學習中醫須由淺入深，循序漸進，只有頌而能解，解而能別，別而能明，明而能彰，日積月累，持之以恒，方可登堂入室，最終修成正果。

路益修推崇的經典學習方法是「低吟成誦，反刍消化」，即先低聲吟讀，自念自聽數十遍乃至上百遍，達到脱口即出的程度後，再慢慢品味、細細琢磨其中寓意，逐步領會而貫通。這種「讀書百遍，其義自見」的誦讀學習法，也是路志正厚積薄發的基礎所在。路志正在晚年曾多次表示：自己之所以在古稀之後還能對許多古典文學名著及中醫經典著作的名句朗朗成誦，娓娓道來，完全得益於當年的寒窗苦讀，尤其是一位恩師的嚴格要求和引領指點。

孟正己先生深諳學醫之道，告誡路志正：要想學好中醫，須從難入手，知難而進，唯有學好經典，築牢基礎，方能旁通諸家，臨證時才會胸有成竹，處變不驚，從容應對。對於讀書的具體方法，孟先生亦予以規範：要求在熟讀乃至背誦經典的同時，選擇見解深刻、內容平實、行文流暢的注本作爲參考。首先細讀其序言、凡例，以瞭解作者的寫作動機、成書過程及大致內容；其次，重視注文及眉批的學習與領悟，擷取其精華。例如，有感於《素問·至真要大論篇》「諸寒之而熱者，取之陰；熱之而寒者，取之陽」的論述，唐代王冰作出「壯水之主，以制陽光；益火之源，以消陰翳」的精闢注釋，將《內經》寒熱虛實、陰陽水火之論的精義發揮到極致，也使《內經》之理虛法則垂訓千古，成爲後世醫家治療虚損病症之津梁。若讀《素問·至真要大論篇》而不讀王冰此注，則很難領悟其中真諦。另外，孟先生還特别要求路志正讀書遇到疑問時，先自查先賢注解，擇善而從；然後結合《易經》《道德經》所論，參悟天地之道，進而解惑明理。初讀《素問·生氣通天論篇》時，路志正對「因於暑，汗，煩則喘喝，静則多言，體若燔炭，汗出而散」一段經文頗費思量：既然有「汗出」，又何言「汗出而散」？幾番查閲前賢注疏，始終難覓理想答案。後又看到朱丹溪將文中之「暑」字徑直改作「寒」，以釋暑病可汗之理，更感困惑不解。直至學習李東垣及温病各家論述，並驗之臨床，才豁然開朗：蓋暑證汗出，乃邪熱蒸津外泄所致，亦爲暑熱外解之途，絶非表虚亡陽之汗出可比。故暑熱初期，暑邪須通過「汗出而散」，斷不可逆其病勢，行止汗之法。後世用新加香薷飲治療暑温初起無汗、白虎湯加減治療暑温壯熱、煩渴、汗出，皆爲《内經》「汗出而散」治法的具體體現。這種善於發現問題，抓住問題深入讀書，進而結合臨床解決問題的學習方法，令路志正終身受益，並將其傳授給自己一批又一批的學生，惠及莘莘學子。

一九三四年秋，尚未滿十四歲的路志正迎來了人生中的一件大事——結婚。二十世紀三四十年代的冀中平原，流行早婚，人丁不甚興旺的家庭更是如此。除生兒育女，綿延瓜瓞之外，還可彌補家中勞動力的不足。所以，儘管未及束髮之年，父親和繼母已經幫路志正張羅了一門親事。姑娘是繼母娘家前堤李村人，姓張，名淑萍，家境殷實，雖年長路志正三歲，但品貌俱佳。成家後，路志正繼續學業，張淑萍則以柔弱的肩膀承擔起全家人的生計。三年後，長女喜素出生。新生命的到來，雖然爲路家增添了人氣和希望，也讓原本就不富裕的生活更加艱辛。爲了讓路志正專心學習，妻子既要在田裏勞作，又要操持家務，侍奉長輩，撫養孩子，非常辛苦。三年後次女出生，不幸的是，僅僅數月便因病殀折。直到一九四三年，才生下長子路喜善。

第三節　／　舞象侍診

一九三七年，日本全面發動侵華戰爭，華北平原更是生靈涂炭，兵燹不斷，三伯的中醫學校不得不停辦。深得三伯和孟正己先生喜愛的路志正，則被二位恩師留在身邊繼續教導。

學醫數年的路志正，雖然已具備較爲扎實的理論功底，但畢竟缺乏實踐經驗，所以當真正面對患者時，時常還會感到茫然失措，甚至緊張到忘記之前已經背得滚瓜爛熟的方劑組成。在路益修和孟正己的悉心培養下，路志正白天認真抄方，用心揣摩老師的診療思路和用藥法度，夜晚帶着問題挑燈夜讀，及時記録跟診的點滴感想。疑惑之處，則先讀書求解，實在參悟不透時再去請教老師。

二年多的侍診，使路志正深切體會到中醫師承的重要性和必要性，幾十年後，他依然能十分清晰地向學生們描述首次跟三伯出診時所遇到的情形：那是一位病情危篤的男性患者，雖然家屬不停地用四條毛巾輪番爲其擦拭身體，依舊周身冷汗淋漓，如同水洗，讓路志正真切地感受到什麽叫「汗出如水流漓」。路益修望、聞、問、切之後，根據患者精神恍惚、心悸氣短、四肢冰凉、脈微欲絶、息若遊絲等表現，認爲此乃誤治導致的「大汗亡陽」候，果斷以大劑人參、附子益氣回陽固脱，並采取急煎取汁、隨煎隨飲法，經過三個小時的不懈努力，患者終於汗出漸止，四肢轉温，陽氣來復，轉危爲安。整個救治過程可謂驚心動魄，也令路志正對三伯的精湛醫術敬佩萬分。結合病例，路益修現身說法：「醫有良庸之分。庸醫害人，良醫救人。欲爲良醫，不僅要經綸滿腹，更要勤於實踐，善於思考。此類亡陰亡陽之重症、危症，若無親身經歷，僅憑書本知識很難快速作出正確判斷，並果斷進行處理，稍有猶疑，便可喪失活人良機。」「在煎服方法上，若固守先泡後煎、分次服用，極可能僨事。」路益修采用的隨煎隨飲法，大大縮短了患者等候服藥的時間，爲迅速回陽固脱贏得先機，堪稱法活機圓。這種身臨其境的體驗，也讓路志正對古人「有形之血不能速生，無形之氣所當急固」之機制有了實實在在的認識，並深深印在腦海裏。

《靈樞・禁服》曰：「陷下者，血脈結於中，故宜灸之。」藥王孫思邈云：「針而不灸，灸而不針，皆非良醫也；針灸而不藥，猶非良醫也。」清代名醫程鍾齡亦强調「藥之不及，針之不到，必須灸之」。可見，作爲一名中醫大夫，針藥並施是必備的臨床技能。爲了進一步栽培路志正，孟先生又將其引薦給同鄉王步舉爲徒。王步舉是位儒商，但醫學造詣很深，針灸手法純熟。他一邊手把手教授路志正針灸基本功，一邊嚴格督導其習誦《靈樞》《針灸甲乙經》《針灸大成》及《醫宗金鑒・針灸心法》中的重要章節，要求對經絡循行歌、穴位分寸歌、馬丹陽十二穴歌等爛熟於心中；王先生還不厭其煩地反復講解《金針賦》中所列舉的燒山火、透天涼、陽中隱陰、陰中隱陽、子午搗臼、進氣之訣、留氣之訣、抽添之訣等針刺治病八法，要求其臨證時必須做到洞悉醫理，心有法度，謹守病機，依法用針。這爲路志正在日後的臨床實踐中針藥並用、屢起沉疴打下堅實的基礎。

在跟師臨證的日子裏，路志正每天清晨聞鷄起舞，打掃院落，整理診室，恪守弟子本分；白天則仔細觀察、用心揣摩先生診治的每一位患者，不放過每一點疑問；入夜之後，秉燭讀書，整理隨診醫案，從點滴細微處，感悟老師的診療思路和理念。冬去春來，歷暑經霜，路志正逐步掌握了臨證的基本技能與方法，並得到了二位老師的認可。遇到病家要求出診時，老師也經常會讓路志正先行診視，待其將望、聞、問、切四診所獲資料詳細記録，並初擬治法、方藥後，再逐一進行審閲、修改，最後才交由患者家屬取藥服用。這種手把手的「實戰教學法」，讓路志正受益匪淺，很快成了令當地百姓信服的「小先生」。

第四節 ／ 弱冠行醫

一九三九年，日寇佔領華北後，路益修的診所被迫停辦。年方十八歲的路志正爲養家糊口，開始獨立外出行醫。起初，因爲離開了恩師的「保駕護航」，遇到疑難病症，還是難免會心中惴惴。好在路志正跟師侍診時已養成「晝日診病夜讀書」的良好習慣，尤其是通過帶着問題研讀《寓意草》《柳選四家醫案》《臨證指南醫案》等先賢的臨床著述，得到不少啓發，慢慢找到了做醫生的感覺並日漸成熟起來。

一九三九年八月，路志正在保定以總分第八的優異成績通過了中醫資格考試，正式走上懸壺濟世的道路。當然，其從醫之路並非一帆風順，有時教訓也是十分慘痛的。印象深刻的是一位「關格證」患者。接診時，患者已水米難進、二便不通多日，且延請數位中、西醫大夫診治，都認爲患者如大廈將傾，難有生機。病家無奈之下，着手準備後事。當年輕的路志正被請來權且一試時，看到患者腹部膨脹如鼓，極度虛弱，脈微欲絶，湯藥已無法下咽，便遵《張氏醫通》中關格證的外治之法，選用葱白、川椒煎湯，加少許麝香，讓患者坐浴，以期開腠理，温腎陽，利小便，消鼓脹。因患者當時仰卧於病榻，爲方便外洗法的實施，便建議家屬用被子將其上身墊起，抬放盆中坐浴，以避免因活動耗氣加重病情。可這位年輕患者十分執拗，堅持自己起床，誰料想剛一用力，便兩眼翻白暈死過去。雖經針刺人中等法急救，却已無力回天……事後，儘管患者家屬面對「預料」中的結果，未有絲毫抱怨，但路志正却久久難以釋懷，認爲自己當時如果考慮得再周全些，處置方法再得當些，或許還能爲患者覓得一綫生機。難過之後，他專門寫了一首打油詩總結教訓。大意是「關格之證實難當，最忌起卧在床上。動時一個不留意，崩破膀胱立死亡」。

出師不利，不僅未能使路志正氣餒，反激勵其追根尋源，進一步探討該病的有效治法。功夫不負有心人，一天，在翻閲《本草綱目》時，他發現了「蜣螂，又名鐵甲將軍、推車客，治大小便不通」，並有「大便不通用上截，小便不通用下截，二便不通用全蟲」之説。而在「螻蛄」條目下，也找到「利大小便」，療「十種水病」「大腹水病」「小便不通、大便閉」以及用時取下半部蟲體的記載。半年後，路志正將這一發現用於臨床，療效頗佳。那是一位飲食難進，大小便不通，腹部脹急不可觸摸、身體極度虚弱的青年女患者，路志正根據病情遂擬定攻補兼施之法，取螻蛄和蜣螂焙乾，研磨成粉，以人參、附子、肉桂煎湯送服。患者服藥翌日，便瀉下數十個乾結糞球，小便也隨之大通。此後，路志正運用此法治療了十幾例「關格」患者，都取得了令人滿意的效果。這一失敗之後不言放棄，終獲成功的經歷，爲路志正十幾年後用中醫中藥治療血吸蟲病肝硬化腹水，積累了寶貴的經驗。

抗戰期間，路志正雖爲一介布衣，但具有强烈的家國情懷。曾利用自己出診時走村串鄉的便利條件作掩護，受北窪村地下黨組織委托，多次爲八路軍傳遞情報；在日軍不斷掃盪、清剿的白色恐怖中，還冒着生命危險，數次爲受傷的八路軍戰士和武工隊員治病療傷。一九四二年秋天，路志正外出診病時，被日軍當作「八路探子」抓獲，關押數日、受盡折磨後，與抓來的許多勞工一起，被押往石家莊，關在南兵營。三天後，又被强行塞入悶罐車，送到遼寧省撫順的一個露天煤礦做苦力。幸得一當地人相助，才得以逃脱魔掌，返回故里。一九四四年，路志正再遭禍端，有人向日軍舉報其曾經多次利用擔任村公所（由地下黨實際控制）文書之便，爲八路軍開具路條、「良民證」等，又遭日軍抓捕。被毒打折磨數天，路志正仍咬緊牙關，没有出賣任何人。後經村裏的鄉親們聯名具保，家人又賣掉幾畝地交上保金，才得以獲釋。之後，路志正便遠走他鄉行醫。

抗戰勝利後，路志正先後在正定等地坐堂，因其宅心仁厚，無論貧富老幼，皆悉心診治，且效驗俱佳，一時間聲名鵲起。

一九四九年一月，平津戰役取得勝利，繼東北地區解放後，華北也獲得全面解放，人民解放軍進駐北平。人往高處走，水往低處流，沉浸在翻身做主人喜悦中的路志正，懷揣做蒼生大醫的夢想，與路益修一起離開河北，來到北平開設診所，在行醫治病的同時，利用一切機會向京城名醫學習，診療水平不斷提高，也慢慢在京城站穩了脚跟。

這正是：

少小追夢終學醫，得拜明師築根基；

晝日跟診夜讀書，歷經磨難志未移。

第二章／而立從政，推廣中醫（一九五〇—一九六六）

第一節／再入學堂

中華人民共和國成立前夕，一直對中醫持反對態度的余雲岫在上海以中華醫學會名義，召集「處理舊醫座談會」，根據會議紀要制訂出一份包括「革除中醫教育、九個月内完成現有中醫的全部登記、三年内完成所有登記中醫的西醫化訓練」等一系列限制、歧視中醫之措施的《處理舊醫實施步驟草案》。

受此影響，中華人民共和國成立初期，衛生部的某些管理者認爲中醫藥知識屬於封建社會的「上層建築」，應該隨封建社會的消滅而消亡。這種思想，在一定程度上干擾了國家中醫政策的制定。而衛生部隨即出臺的《中醫師暫行條例》《中醫師暫行條例實施細則》《中醫診所管理暫行條例》等，則更是令廣大基層中醫工作者感到履霜而堅冰至。那時，剛過而立之年的路志正與路益修一起從廉州來京行醫已近二年，事業正處在穩步上升階段，每天患者盈門。妻子及長女喜素、長子喜善、次子京華的到來，使一家人歷盡艱辛後得以團聚，生活日漸穩定。

正當一切都漸入佳境之時，路志正和路益修接到有關部門令其進修西醫的通知。志存高遠的他，在妻子的理解和支持下，毅然停掉診所，重回學堂，進入設在西四的北京中醫進修學校做一名學生。客觀地說，當初帶有明顯歧視、且近乎强制性的「進修令」，出發點或許是好的，但在執行過程中，由於衛生行政部門某些管理者對中醫的偏見，打着「實現中醫科學化」的旗號，罔顧中醫自身發展規律，盲目按西醫培養要求對中醫進行考試並加以「改造」，給許多基層的中醫藥從業者幾乎帶來滅頂之災。

一九五三年，全國九十二個大中城市及一百六十五個縣登記審查的結果顯示，當時能順利通過考試、有資格繼續執業的中醫祇有區區一萬四千多人，這一數字遠遠少於中華人民共和國成立前。就連名醫輩出的天津市，五百三十多名應試者中，僅有五十五人考試合格。

二年後才瞭解事情原委的路志正說，自己少年起即在二位恩師的教導下學習中醫，基本功較爲扎實，臨證治病的中醫思維早已根深蒂固，更何況進入北京中醫進修學校後，通過系統學習基礎醫學、臨床醫學、預防醫學的多門課程，完善了自己的知識結構，爲日後事業的騰飛積蓄了力量。所以從某種意義上說，當時的强制「進修令」，對自己也算得上「因禍得福」。

經過一年半的學習，路志正不但中醫理論水平更上一層樓，而且能熟練運用西醫知識應對臨床常見疾病的診斷和治療。

第二節 ／ 甘做緑葉

一九五二年七月進修結業後，路志正並未能按照自己的心願進入醫院做一名臨床大夫，而是經學校推薦，被選拔到中央衛生部醫政司醫政處中醫科從事醫療管理工作。兩年後，又轉入新成立的中醫司技術指導科。此後的二十多年裏，其工作重心都放在了大量瑣碎、繁雜的行政事務上，也在日復一日的平凡工作中見證并親身經歷了中華人民共和國中醫藥事業發展的起起伏伏和風風雨雨。

一九五二至一九六〇年，是路志正最爲忙碌的八年。中醫司成立之初，人員不過十人，中醫司技術指導科僅魏龍驤和路志正二人，工作却是千頭萬緒。首先，幾乎每天都要閱讀、分析從全國各地雪片般飛來的各類信函，需要將其中較爲重要或者有代表性的内容及時歸類、整理，附加提要後上報相關部門。因此，加班加點是二人的常態生活。第二，針對各地發生的與中醫藥有關的事件，隨時需要深入到基層進行調研，掌握第一手資料，提出指導意見；同時，還要向有關部門進行反饋，爲政府的中醫決策提供依據。第三，協調、管理中醫及中西醫結合骨幹人才的進修學習事宜，打造高水平的中醫人才梯隊。第四，搭建各種學術平臺，以促進中醫藥事業的健康發展。第五，發掘、整理民間的中醫藥絶學，經過嚴格篩選、甄别後予以推廣。第六，參與衛生系統突發事件尤其是傳染病暴發流行的應急處理。第七，中醫藥及中西醫結合科研立項審批及成果鑒定。第八，中央領導中醫保健人員的推薦與管理……起初，路志正重點負責各地信函、報告的審閱與回復、中醫人員進修等兩項事務性工作。另外，每周路志正有兩個半天在衛生部醫務室門診，爲部領導、同事及家屬提供醫療服務。之後，工作能力强、踏實肯干，又具有協作精神的路志正，經常被抽調參加各種調研或應急事件的處理，足迹遍及福建、廣東、上海、遼寧、吉林、黑龍江、山西、山東、河南、安徽、江蘇、重慶、湖北、河北、陝西、内蒙古等地。路志正憑藉深厚的中醫理論功底、豐富的實踐經驗以及對西醫知識的廣泛涉獵，特别是甘做緑葉的奉獻精神，一次次圓滿完成任務，發現和推廣了不少好的中醫經驗，在平凡的崗位上，譜寫出不平凡的履歷。

一九五三年春，路志正作爲衛生部組織的抗美援朝巡迴醫療隊成員，赴東北地區爲志願軍傷病員服務。中華人民共和國成立初期，由於國家經濟基礎薄弱，藥品十分匱乏。於是，路志正因陋就簡，利用隨身携帶的銀針，最大限度地發揮自己的學術專長。自幼得到名家指點的他取穴用針不僅强調整體觀念，還特别重視手法，尤其是進針時「押手」對「得氣」的影響，注重依《難經·七十八難》「知爲針者，信其左；不知爲針者，信其右。當刺之時，必先以左手按壓所針滎俞之處，彈而努之，爪而下之，其氣之來，如動脈之狀，順針而刺之」，常將「迎隨」「呼吸」與「提插」「捻轉」等多種針灸技法融合在一起，以精湛的醫術、貼心的服務，爲衆多志願軍戰士解除了傷病之痛。在此期間，路志正還發現了位於男子腹部臍下正中三寸，旁開一寸處（左右各一），主治遺精、早泄、陽痿、陰部濕冷的「遺精穴」，後被收録在郝金凱主編的《針灸經外奇穴圖譜》一書中。

一九五三年十一月，路志正作爲最年輕的委員參加了在北京成立的「中華醫學會中西醫學術交流委員會」，與張孝騫、方石珊、施今墨、孔伯華、蕭龍友、傅連暲、彭澤民、李振三、朱顏、劉一峰、嚴鏡清、于道濟、薩仁山、張慶松、黄勝白、周澤昭、高鳳桐、趙樹屏、周夢白、龍伯堅、孟目的、申芝塘、何慧德、張全平、董德懋、鄧家棟、賈魁、李濤、胡蘭生、計蘇華、徐衡之、朱璉、盧英華等衆多二十世紀五十年代全國中、西醫巨擘聚集一堂，共襄中西醫協同發展之大計。同年，又以編委身份參與《北京中醫雜誌》的創辦。該雜誌一九五五年後更名爲《中醫雜誌》，是第一家全國性中醫期刊，由人民衛生出版社發行，後歸中醫研究院主辦。路志正擔任編輯多年，編審并親自撰寫了不少稿件。

一九五三年，毛澤東主席多次對衛生部存在的輕視、歧視、限制中醫的錯誤做法提出批評，並作出「重視中醫，學習中醫，對中醫加以研究整理并發揚光大」的指示，中華人民共和國的中醫藥事業由此開始走出困境。一九五四年衛生部根據國務院批示成立中醫司，着力從組織管理、學術研究、人才培養等方面穩步推進中醫藥事業的發展。在蕭龍友、孔伯華、彭澤民、施今墨、李振三等名老中醫的再三呼吁下，創辦中醫研究院也被提上議事日程。同年七月，路志正和魏龍驤一起受衛生部及中醫司委派，參與中醫研究院的籌建工作。從院址選定、基礎建設，到專業人員推薦、考查，尤其是邀聘全國各地學術造詣深厚的知名中醫，爲充實中醫研究的技術力量，組建中醫研究院所屬各臨床醫院的人才隊伍，並搭建技術平臺，做了大量工作。冉雪峰、蒲輔周、余無言、岳美中、王樸誠、李重人、沈仲圭、韋文貴、秦伯未、王伯岳、任應秋、方藥中、王文鼎、杜自明、劉渡舟、陳慎吾等一大批當時國内中醫界的頂尖人物從四面八方匯聚北京，一時間傳爲佳話。直到中醫研究院籌建工作全部完成後，路志正才返回中醫司上班。

一九五四年初夏，河北省滹沱河流域連降暴雨，洪水肆虐，隨後的高温酷暑天氣致使石家莊一帶的湖澤孑孓滋生，引發流行性乙型腦炎（簡稱「乙腦」）流行。許多患者發病後高熱不退，頭痛不止，甚則神志不清，抽搐昏迷。這場大災之後的大疫，引起黨和政府的高度重視。石家莊衛生局緊急組織醫療隊伍全力救治，但病死率仍在百分之五十左右。危急時刻，石家莊市傳染病醫院的郭可明通過反復查閱文獻資料並結合自己豐富的臨床經驗，認爲該病屬外感毒邪，燥熱傷陰，祇有「清熱、解毒、養陰」並舉，始能有效控制疫情。經過深思熟慮，郭可明提出以白虎湯合清瘟敗毒飲爲主方（重用生石膏）並根據患者體質及病情隨症加減的治療方案。臨床應用之後，療效卓著，治癒率達百分之百，在石家莊，經郭可明治療的三十四例乙腦患者不僅無一死亡，且沒有一例留下後遺症，創造了當時醫學界治療乙腦的奇迹。

面對中醫治療乙腦取得的成績，許多人特別是某些西醫專家心存懷疑，甚至壓根兒就不相信中醫治療乙腦能獲如此「神效」。接到石家莊衛生局的匯報，衛生部非常重視，責成中醫司選派路志正協同由中醫改學西醫後從事中藥藥理研究的朱顔、廣安門醫院外科研究所所長汪思益三人組成調查組，前往石家莊市傳染病醫院。在認真聽取匯報、查閲住院記録、分析大量病案並跟踪觀察患者、走訪一綫大夫及患者家屬後，調查組成員得出不同意見：朱顔認爲，中醫雖有療效，但未必起到主導作用。汪思益指出，該院乙腦患者病死率降低，主要是西醫治療措施的改進，並非都來自中醫的參與。路志正則認爲：「西醫雖使用了青霉素、水合氯醛等藥物，但這些藥物均非治療乙腦的專一特效藥。縱觀乙腦發病的全過程，均符合中醫温病中暑温證的特點。中醫治療暑温始於漢唐，發展於金元，成熟於明清。既有理論，又有很多有效的方劑和藥物。郭可明所用的白虎湯，就是漢代張仲景《傷寒論》裏的一張著名經方。而清瘟敗毒飲、安宫牛黄丸等更是中醫治療温病的著名方劑。用這些方劑加減治療陽明高熱神昏，歷代都有記載，我也有過類似的臨床經驗。」基於上述原因，路志正得出結論：「在對乙腦的治療過程中，中醫藥起到了決定性的作用。」

回京後，三人分別向中醫司薛和昉司長做了匯報。薛司長認爲，路志正的意見雖占少數，但值得重視。所以，又派出第二個調查組再赴石家莊，得出的結論與前者基本相同。因意見相持不下，當時衛生部主管中醫工作的郭子化副部長親自帶隊，組成第三個調查組，在研究、制定出調研方案後，又一次進行實地調研。通過對篩選出的僅用過中藥而未經西醫治療的病例進行系統整理和客觀分析，初步肯定了中醫藥治療乙腦的療效。

此後，衛生部又先後兩次從北京等七個城市抽調多名有豐富傳染病防治經驗的西醫和中醫大夫實地考察，證實路志正的結論是正確的，肯定了郭可明從暑温論治乙腦經驗的可靠性及科學性，並上報衛生部。此後，又經過反復論證，才向全國推廣。一九五五年夏，一位援華的蘇聯郵電專家罹患乙腦，雖經四個多月的治療，仍昏迷不醒，生命垂危。衛生部急召郭可明赴京救治，通過辨證用藥，七天後患者逐漸蘇醒，轉危爲安。郭可明也由此聲名大振，獲得衛生部嘉獎，後來還受到毛澤東主席的親切接見。「石家莊經驗」不僅指導、啓發中醫臨床大夫在上海、天津、沈陽、長沙等地治療乙腦連創佳績，也爲中醫能理直氣壯地參與危重急症救治起到重要推動作用。

半個多世紀後，有人在提及路志正當年慧眼識珠，堅持真理，力排衆議，執着推薦的貢獻時，他十分平淡地説，這本就是我分内的工作，在當時的情形下，誰都會這樣做的。二〇一五年，郭可明長子郭紀生主編的《温病大家郭可明治療乙腦實録》一書付梓，路志正還欣然作序，以紀念郭可明及其團隊。

血吸蟲病作爲一種通過皮膚黏膜與疫水接觸而感染的寄生蟲病，在二十世紀五十年代之前，嚴重威脅着我國一億多人口的健康。據統計，中華人民共和國成立初期血吸蟲病患者高達一千萬人口，其中腹水（單腹脹）者五百多萬，而完全喪失勞動力者達六十餘萬。毛澤東主席在《七律・送瘟神》中曾這樣描述血吸蟲病給疫區人民帶來的災難：「緑水青山枉自多，華佗無奈小蟲何？千村薜藶人遺矢，萬户蕭疏鬼唱歌。」一九五五年毛主席在杭州視察時，指示「一定要消滅血吸蟲病」，中央則成立了由柯慶施、徐運北掛帥的中央血吸蟲病防治領導小組。同時，組織中外專家進行實地調研，路志正則是調查組中唯一的一位中醫。此後數月間，調查組深入上海青浦，江蘇蘇州、揚州、高郵以及安徽的安慶、貴池等地鄉村，在田間地頭瞭解疫情，制定防治方案，及時總結經驗。路志正在調查中發現，大多數血吸蟲病晚期的患者因尾蚴成蟲阻塞門靜脈形成腹水而喪失勞動能力，甚至有性命之虞。單純使用西藥銻劑治療雖有殺蟲之功，但對腹水的控制收效甚微。晚期血吸蟲病腹水患者屬中醫之「鼓脹」，辨證用藥，往往療效頗佳。經過反復琢磨，路志正認爲中西醫治療血吸蟲病各有所長，理應相互借鑒，取長補短。於是，擬定出「中西醫協作治療晚期血吸蟲病腹水方案」，主張先用中藥控制、消除腹水，待腹水消退、臨床症狀減輕後，再藉助西藥銻劑殺蟲。同時，特別建議在中央血防局和各級血防站中增加中醫人員的比例，通過協同作戰，充分發揮中西醫結合對血吸蟲病防治（簡稱「血防」）的優勢。這一綜合方案上報後，得到中央血防領導小組的肯定，並很快被推廣實施，獲得良好效果，對促進各地的血防工作具有里程碑式的意義。

爲進一步發揮中醫藥在「血防」工作中的作用，路志正認真查閱中醫文獻資料，結合各地實踐經驗，在《中醫雜誌》發表《中醫對血吸蟲病的認識與治療》一文，提出該病的防治思路；爲增强對中醫參與血防工作重要性的認識並加大宣傳力度，他呼吁中醫期刊開闢專欄，刊登相關文章，及時交流、推廣先進經驗，力爭實現黨中央提出的「七年之内消滅血吸蟲病」的目標。隨着越來越多的中醫工作者走上「血防」工作第一綫，群策群防的積極性空前高漲，各地紛紛總結、整理民間防治血吸蟲病的成功經驗，許多人貢獻出珍貴的「家傳秘方」。例如，浙江常山縣徐碧輝獻出的「腹水草」，推廣後療效顯著，受到政府嘉獎。二〇〇五年，衛生部原副部長徐運北在回顧當年與路志正一起參加血吸蟲病防治工作的難忘經歷時指出，路志正所提交的防治方案，爲控制並消滅血吸蟲病立下了汗馬功勞。

一九五五年開始，各省、市政府貫徹毛主席關於中醫工作的一系列指示精神，對中醫的重視程度不斷提高，各地衛生部門總結、上報的中醫藥信息也逐漸增多。路志正認真對待每一份資料，經常與魏龍驤一起反復閱讀，仔細推敲，對有價值者，撮其精要，附於原件後上報分管部門及領導，還時常通過實地調研、核實，予以推廣。例如，他看到大連志願軍療養院的張一忱院長上報的該院運用「虎挣散」治療骨關節結核的經驗後，認爲該方組方合理，療效突出，很有臨床價值，便與中醫研究院的一位楊姓西醫骨科大夫前往大連。二十多天中，路志正經過走訪患者、與醫生座談，並調閲包括X綫片在内的所有臨床原始資料，證實「虎挣散」治療骨關節結核療效顯著。調查結束後，路志正又主動留下來，不計名利地幫助醫院重新整理材料，在運用中醫思維分析總結該方法之理論依據的同時，指導他們對「虎挣散」組方進行藥理及毒副作用的深入研究，形成一份完整而嚴謹的報告。「虎挣散」經過中醫司召集專家論證，得以向全國推廣，並被收録入《中醫外科學講義》，令更多患者受益。這些發生在路志正身上默默奉獻，甘做緑葉的事迹，不勝枚舉。

在衛生部工作之初，路志正便十分重視資料的搜集與整理，許多基層上報的「隻言片語」或散亂文字，經過認真挖掘、加工、匯總，使内容更加翔實。這些來自臨床一綫的經驗彌足珍貴，路志正將其編輯、整理後，形成《中醫經驗資料匯編》（第一、第二輯），一九五六年由人民衛生出版社刊印出版。該書的出版，爲二十世紀五六十年代的中醫臨床及科研工作提供了豐富的參考資料。

在中醫司工作期間，路志正虛懷若谷，抱樸守拙，始終以服務者、學習者的姿態，認真地對待工作，真誠地對待同事，謙遜地對待中醫藥同道，因而結交了大批業界良師益友。在與章次公、秦伯未、李重人、魏龍驤、任應秋等學驗俱豐的中醫大家共事中，見賢思齊，習衆家之長，爲日後成爲一代名醫奠定了堅實基礎。路志正曾十分感慨地説：近二十年的醫政生涯，是自己人生練達、眼界大開、學以致用、兼收並蓄、學識和修養都得以不斷積澱和升華的重要時期。

一九五六年，河北省衛生廳段慧軒廳長患胃病，久服西藥不效，後經河北中醫研究院錢樂天主任診爲脾胃虚弱，寒濕困脾，予香砂六君子湯加減，仍未見明顯好轉。於是，拜託路志正設法請章次公診治。章次公察色按脈後，又仔細詢問患者飲食起居及治療情况，然後非常確定地説：「前醫診斷無誤，立法、處方、遣藥均切中肯綮，之所以效果不顯著，是因進補之劑型、服藥方法欠妥。」章次公又進一步分析：患者年事已高，臟腑薄弱，脾胃之納化失健，其日進參湯及中西藥物，加之一日三餐，胃中幾無寧時。如此則水液停滯，阻塞氣機，與「胃滿則腸虚，腸滿則胃虚」以及「脾喜燥而惡濕」的生理特性相悖，即使辨證準確，用藥無誤，也難獲其功。於是，建議患者將人參研粉裝入膠囊，每日以水少許送服；處方仍爲香砂六君子湯，並囑濃煎後分服，以求力專效宏；建議一日三餐以饅頭、麵包等爲主食且少食多餐，切勿多進，以減輕胃之負擔。强調唯有緩緩圖之，方可使脾胃之納化健旺而康復。路志正在對學生們講述這一經歷時深有感觸地説，章次公看病識證精妙，思路細緻縝密，理法方藥，飲食調護，絲絲入扣，堪稱大醫精誠。其尊重同行、實事求是的高風亮節，更值得吾輩效法學習。

一九五七年冬至一九五八年春，流行性感冒（簡稱「流感」）在全球範圍肆虐，國内多地也有大範圍流行。深諳「上工治未病」之道的路志正，立即撰寫《中醫對傷風感冒的認識和治療》一文，系統總結了古今中醫治療感冒的經驗，並在《中醫雜誌》發表，旨在提高人們對本病的認識，爲運用中醫理論和方法規範與指導流感的辨證治療發揮了積極作用。

在長期的基層調研中，憑着對中醫藥事業的一腔熱血和對工作一絲不苟的責任感，路志正發現、搶救並保護了一大批有臨床實用價值的治法、技術及方藥，也保護了數位民間的傳統中醫人才。北京的馮泉福是「捏脊馮」的第四代傳人，馮氏家族自清代起，就專門從事小兒捏脊。經過幾代人的探索與總結，形成了一整套針對厭食、積食、疳積等兒科常見病證的獨特手法。因其常常「手」到病除，「捏脊馮」的名號在京城可謂家喻户曉。然而，從中華人民共和國成立前到中華人民共和國成立初期，捏脊療法被視作「雕蟲小技」而一直難登大雅之堂，只能活躍在胡同診所裏。路志正從患者的口耳相傳中瞭解到「捏脊馮」的過人之處，立刻前去查訪，落實後又大力予以推薦。經過努力，馮泉福被安排到北京中醫醫院工作，不僅爲馮氏家族的這一家傳絶學提供了彰顯於世的寬廣平臺，也促使馮泉福因感恩於黨的中醫政策，將祖傳驗方「馮氏口服消積散」和「馮氏化痞膏」無私奉獻給國家，造福百姓。後來，北京中醫醫院還專門爲馮泉福設立了小兒捏脊專科，成爲該院最具特色的科室之一。三年困難時期，馮泉福因家庭負擔沉重，曾一度身處困境，路志正得知後，以朋友的身份鼓勵他振作精神，克服暫時困難。後來，馮泉福果然走出低谷，事業也步入坦途。

二十世紀六十年代初，路志正從當時的鐵道部部長呂正操處瞭解到：錦州機務段有一位叫葛長海的工人，幼承家學，是葛氏捏筋拍打療法的第三代傳人，掌握獨到的捏筋拍打和正骨療法。路志正請示領導後，請葛長海到北京中醫醫院診治脊髓灰質炎後遺症。經過一段時間的臨床檢驗，證實其捏筋拍打療法對脊髓灰質炎後遺症確有一定療效，值得推廣。不久，葛長海被安排到北京鐵路醫院中醫骨科工作，還曾作爲保健醫生隨同中央領導出國訪問。後來，在路志正的鼓勵下，葛長海又將祖傳絶技進行歸納、總結，寫成《捏筋拍打與正骨療法》一書，由北京科學技術出版社出版，路志正爲其撰寫了序言，並在文中呼吁國家有關部門重視民間中醫療法的深入發掘，不可囿於學歷，應不拘一格降人才，鼓勵他們的後人用祖傳絶技服務於社會。許多年後，已是國家級非物質文化遺產傳統醫藥項目代表性傳承人的葛長海在拜訪路志正時，依然萬分感激路志正對他的知遇之恩，並清楚記得當年自己從錦州來北京時，正值國家遭遇三年自然灾害，路志正不僅給予了事業上的幫扶，還曾請自己吃過炸醬面，那時的感覺堪比享受珍饈美味。

十幾年間，路志正通過自己的影響力，幫助多個確有專長的民間中醫進入各級醫院，使之在更高平臺上爲大衆服務的同時，也爲國家培養了一批中醫專科人才。正所謂「贈人玫瑰，手有餘香」，通過與衆多「術業有專攻」的奇人異士交往，在付出的同時，也收穫了友誼，還學到了一些專長。例如，北京的焦勉齋、尚古愚、王樂亭等人在中醫針灸界獨樹一幟，路志正經常與他們相互切磋，交流心得，使自己的針灸技術日臻精湛。

在衛生部及中醫司工作的二十多年中，儘管行政事務十分繁忙，路志正也從未忘記過自己的本行。他兼任衛生部保健醫，只要不出差，每周都有兩個半天會準時出現在衛生部醫務室。上至部、司機關的領導，下到普通工作人員，就連許多家屬也深受其惠。用路志正自己的話説，那個年代人與人之間的關係非常單純，只要有患者需要，無論遠近、颳風下雨，哪怕正在喫飯，自己也經常放下飯碗就走，從不求任何回報。曾與路志正在衛生部共事的前中醫司副司長田景福同志回憶：「當時年富力强的路志正在中醫司工作，除完成本職工作外，還擔負着機關内的中醫保健工作，多數都在業餘時間進行，有的家屬院距機關很遠，但他總是有請必到，風雨無阻。」他是機關内廣受好評的「大衆醫生」。長子路喜善曾十分驕傲地説：「父親是衛生部的『名人』，逢年過節，從部長到一般工作人員來我們家拜年的絡繹不絶。」也正是由於路志正多年的默默奉獻，使之與吕炳奎、錢信忠、魏龍驤、李重人、胡熙明、徐運北、田景福等多位老領導、老同事結下了深厚的友誼。

一九五六年之後，有「中醫司令」美譽的江蘇省衛生廳廳長兼黨組書記吕炳奎奉調進京擔任中醫司司長，由此揭開了中華人民共和國中醫藥事業快速發展的新篇章，迎來了中醫藥事業的第一個春天。呂司長到任後，首先着手建立中醫高等院校，力争按照中醫自身規律培養中醫人才。於是，工作能力超群的路志正又接到一項新任務，參與籌建北京中醫學院。建院之初，各方面條件都比較簡陋，首届學生入校後意見很大。路志正作爲衛生部下派工作組成員，深入教職工及學生中認真聽取意見，同時將存在的問題以及解決問題的建議上報北京市主管部門及國務院領導，逐步解决了師資隊伍、教材編撰、校舍及教室建設等相關問題。王永炎院士在爲「路志正醫學叢書」撰寫的序言中曾提道：「作爲首届中醫大學生，我們見證了開創現代中醫高等教育的風雨歷程，切身感悟到前輩中醫事業管理者艱辛奮争、忠誠黨的事業所做出的偉大奉獻。」在北京中醫學院、上海中醫學院、南京中醫學院、廣州中醫學院建成並招生二届後，各省又相繼成立了十七所中醫院校，一時間，中華人民共和國的中醫藥事業蓬勃發展，生機盎然。在新形勢下，對中醫藥管理幹部和技術人員的需求也不斷增加，就連中醫司的工作人員在鼎盛時期一度也達到三十餘人。此後，因受三年困難時期造成的國家政治、經濟政策等因素的影響，中醫司的人員及工作重點也頻繁調整，人數則減至八人左右。吕炳奎司長主政中醫司期間，爲推動我國中醫藥事業的發展做出了不可磨滅的貢獻。共同的追求，使路志正與吕司长二人心意相通幾十年。二〇〇三年初，「非典」肆虐時，兩位老人還與焦樹德等幾位老中醫一起給温家寶總理寫信，要求親赴抗擊「非典」第一綫，發揮中醫善治瘟疫的優勢。同年年末，路志正驚聞老領導吕炳奎病逝的噩耗，悲痛萬分。在吕炳奎逝世一週年之際，特在《中國中醫藥報》發表題爲《功德蓋世垂青史，風範長存勵後人》的紀念文章，深切緬懷這位中華人民共和國中醫藥事業的奠基人。文章結尾那首「錚錚鐵骨繼岐黄，力挽狂瀾指明航。開創先河重培育，杏林春暖頌呂郎」的七言詩，將呂炳奎的高風亮節、卓越貢獻以及作者對老領導的懷念、景仰之情，表達得淋漓盡致。

第三節 ╱ 名揚包鋼

包頭鋼鐵廠（簡稱「包鋼」），是中華人民共和國成立後最早興建的鋼鐵工業基地之一，一九五九年正式投産，周恩來總理曾親臨包鋼，爲一號高爐出鐵剪綵。爲助力包鋼建設，解決廣大職工看病難的問題，一九六〇年初，衛生部決定派路志正與廣安門醫院、西苑醫院的三十多名專家一起組成醫療隊，馳援包鋼。

成立於一九五八年的包鋼第一職工醫院，條件簡陋，技術力量也十分薄弱。醫療隊到來之前，凡遇到疑難重症，都需委派專人陪同進京就診。因路途遥遠，交通不便，不僅容易貽誤患者病情，也造成了人力、物力的極大浪費。北京專家們的到來，爲鋼城廣大職工及當地民衆就醫帶來福音。

在包鋼工作期間，每天工作繁忙，接診患者無數，但路志正印象最深的還是一位全身被鐵水嚴重灼傷的孫姓工人。這位二十三歲的小伙子入院時全身灼傷面積高達百分之六十三，其中三度者占百分之三十五点七。入院一周後，患者出現嚴重的膿毒敗血症，持續高熱，時而神昏譫語，手足抽搐，煩躁不安，時而兩目直視。舌質紅絳，苔黑起芒刺，生命危在旦夕。醫院領導從上海請來的西醫專家力主使用紅霉素抗菌消炎的同時，輔以冰袋降温。而路志正則認爲，按照中醫理念，燒灼傷屬火毒内鬱，治之須注意「給邪氣以出路」。若妄用冰鎮之法，無異於寒邪束表，易致腠理鬱閉，熱毒難出，甚則火毒攻心，危亡立至。所以，使用物理降温法弊大於利。經過溝通，上海專家同意了路志正的觀點。因患者燒傷面積過大，無法診取寸口脈，路志正便按《内經》之三部九候法，一一獲取脈象信息，再結合温病學及中醫外科學的相關理論，診爲火毒入營、邪陷心包證，施清營解毒、滋陰寧神之法，方用清營湯合黄連解毒湯化裁，每天二劑，另外加服安宫牛黄丸，以挫火毒鴟張之勢。爲避免患者體表大量滲出液結痂，設法將其置於能調控水温的浴缸中。五天後，患者終於熱退神清，轉危爲安。此後，路志正通過調理脾胃、補益氣血並輔以針灸療法增强患者體質，爲後期植皮術創造了有利條件。兩個月後，患者終於康復出院。此事曾作爲重大新聞，轟動整個包頭，《包頭日報》《内蒙古日報》都在頭版作了《中西醫結合搶救大面積燒傷工人》的專題報導，路志正也因此聲名遠播。在接下來的一年多中，路志正先後參與五例燒傷患者的搶救，除一人因燒傷面積過大、不治身亡外，其餘四例均獲成功。爲進一步總結經驗，路志正與余瀛鰲合作撰寫了《中醫對大面積燒傷的辨證論治》一文，發表在一九六一年第一期的《中醫雜誌》，向世人展示了中醫治療鋼水灼傷危重症的不俗實力。

一九六一年底，爲期一年的支邊工作圓滿結束，準備與醫療隊隊友一起辦理回京相關手續時，路志正接到「暫緩辦理」的通知。原來，鑒於他工作中的突出表現，包鋼方面已經與衛生部領導溝通，準備調路志正來内蒙古包鋼醫院擔任副院長，繼續爲廣大職工服務。當主管中醫工作的郭子化副部長徵求路志正個人意見時，他表示雖然邊疆條件艱苦，但只要國家建設需要，在哪兒工作都是干革命，願意服從組織决定。那時，繼母年事已高，不宜舟車勞頓，也難以適應内蒙古寒冷的氣候，路志正在做好全家「北上」的準備後，專門請假將繼母送回老家請姐姐照顧。回京後，情況又發生變化，因主管人事的張凱副部長不捨得放走路志正這個工作上的「多面手」，提出了一個折中方案：讓路志正繼續留内蒙古工作一年，以便幫助内蒙古包鋼醫院培養一批亟需人才。

就這樣，路志正再一次以工作爲重，服從組織安排，并力邀學貫中西的好友余瀛鰲一同返回包頭。《易經·繫辭上》曰：「君子之道，或出或處，或默或語。二人同心，其利斷金；同心之言，其臭如蘭。」冬去春來，斗轉星移，在三百多個日日夜夜裏，他與余瀛鰲精誠團結，密切配合，從教學大綱擬定，到内經、傷寒、金匱、診斷、中藥、方劑等各門課程教材的編寫，認真推敲，反復琢磨。爲了使學員盡快成才，他們采取了上午授課，下午帶領學員到相應科室臨證實習的教學方法，學以致用，效果顯著。在授課及臨床帶教的同時，路志正與余瀛鰲也出門診或參與院内外會診，二人配合默契，以一當十，樂此不疲。一年中，他們爲包鋼醫院培養出十餘名「中醫學徒」和二十多名「西學中」學員，爲醫院的發展注入了活力，圓滿完成了上級交給的任務。這些當年的「親傳弟子」，後來都成爲醫院的業務骨幹，有的還走上領導崗位。

在内蒙古包鋼醫院工作的二年中，路志正一專多能，不僅治療内科疾病屢起沉疴，在婦科、兒科、外科，尤其是急腹症的治療上也游刃有餘，積累了豐富的經驗，爲後來在廣安門醫院從事中醫病房管理工作，奠定了堅實的基礎。

然而，在這期間發生的一件事情，却爲後來的十年蒙難埋下「禍根」，對家庭尤其是子女的學業造成了極大影響。

事情的起因是這樣的。一九六一年夏，長子喜善即將迎來高考。自幼喜歡中醫的他，從初二開始就跟父親學習中醫的基礎知識並習練針灸，因成績優秀，初中畢業時被學校保送進入高中。高考填報志願時，一心想繼承父親衣鉢的他，所有志願填報的都是中醫院校。然而，在那個「以階級鬥争爲綱」的年代，無論提幹、升學、參軍，還是入黨、入團，都需要「外調」。高考前夕，學校領導找到喜善，非常嚴肅地對他説：「你父親本人成分是『逃亡富農』，你爲什麼在高考志願書中，家庭成分一欄填的是『半醫半農』呢」？領導的詰問，令喜善十分不解。記得父親説過，藁城解放時他在正定坐堂行醫，家中僅剩幾畝薄田，只有在農忙時才回家幫忙收割耕種。所以，父親在衛生部檔案中本人成分一直填寫的都是「半醫半農」，從未有人提出異議。原來，學校外調時，北窪村的個别人出於一己之私，自行開具了一張路志正是「逃亡富農」的證明。誰能料到，這張所謂的「證明」，直接斷送了喜善學醫的前途。因爲那個年代，「出身不好」的人，是没有資格學醫的。

當時，交通與通訊十分不便，遠在内蒙古的路志正得知此事後雖然焦急，却並未意識到問題的嚴重性。繁重的工作，也使他無暇顧及。當時，若能去原籍查問，弄清此事的原委，就有可能糾正訛誤。俗話説，人無遠慮，必有近憂。幾年之後，災難果真降臨了。當然，這是後話。

第四節 ／ 嶄露頭角

一九六二年底，路志正完成任務從包鋼返回北京。因其多年來超强的工作能力和專業水平、踏實肯干的工作作風和不計名利的優秀品質，越來越受到衛生部及中醫司領導的信任，經常被委以重任。

例如，由中央衛生部主管、彭澤民和孟昭威任校長、位於西四的北京中醫進修學校，從中華人民共和國成立初期就負責全國中醫人才的培養。起初的辦學目標主要是培養民間中醫學習西醫，提高他們的西醫診療水平，以適應並勝任個體診所被取消、合併後，中醫進入各級中醫醫院所從事的臨床工作。後來，北京中醫進修學校則擔負起全國各地中醫院人員培訓的重任。當具體主管中醫進修工作的史德華退休後，路志正受命接替其工作。通過調研，發現學校當時所設置的課程不甚合理，中醫進修學校居然未開設中醫課程，這顯然不利於開闊學員們的眼界、提高其臨床素養。於是，路志正提出通過增設中醫專題講座、豐富教學内容的建議，並聘請了精通西醫，中醫造詣亦十分深厚的朱顏爲學員們開設了「中醫十講」，一時間好評如潮。

一九六四年，由衛生部領導和中醫司呂炳奎司長「點將」，路志正參與衛生部組織的《中醫針灸學概要》一書的編寫。編寫組由南京中醫學院針灸教研室的李熙春任組長，組員有程莘農、李鼎、袁九稜、路志正四人，另有日、俄、英三組翻譯人員。起初，工作進行得並不順利，吕司長便找到路志正，要求他設法予以推進。此後，路志正與編寫組的同志一起經過認真討論，制定了三大原則：一是爲便於外國友人和華僑學習、掌握，盡量多用圖表、分部繪圖，按照經絡循行路綫，標明穴位，以利於取穴準確（由李鼎和袁九稜負責）；二是要側重於實用，盡量多介紹針灸治療具有優勢的病種；三是用通俗的語言，如白話文與文言文混編的形式，原原本本地介紹中醫基礎理論和各科常見病（由李熙春、程莘農、路志正負責）。如此一來，大大加快了編寫進度。爲了方便學習者記憶穴位名稱，中醫顧問沈德建提議把針灸穴位按經絡順序進行編號，不曾想這居然成爲針灸穴位國際命名法的由來。通過八個月的努力，終於完成了《中醫針灸學概要》的編寫任務。該書除介紹中醫基本理論、針灸經絡穴位之外，還着重推出了內、外、婦、兒科和五官科常見的四十八種病證的針刺療法，爲針灸術的推廣和交流，做出了巨大貢獻。《中醫針灸學概要》

於一九六四年六月由人民衛生出版社出版。經過與北京、上海等地多名針灸專家及翻譯人員的通力合作，其俄、日、英文版也相繼問世。該書不僅作爲北京、上海、南京多地「國際針灸培訓班」的教材被廣泛使用，爲一百多個國家和地區培訓了上千名針灸醫生，解決了國際友人、海外華僑學習針灸之急需，也爲中醫針灸走出國門，造福世界人民架設起一座友誼的橋樑，受到世界衛生組織的高度讚揚。

在經常奔赴全國各地調研的過程中，路志正深切感受到，中醫事業的發展，不僅需要黨和國家的支持以獲取與西醫同等的發展平臺，更需要中醫隊伍的穩定。爲此，他利用一切機會，爲廣大中醫工作者尤其是基層的中醫大夫發聲，盡自己所能爲他們解決所遇到的問題。一九六四年秋，路志正在隨衛生部徐運北副部長率領的專家組到陝西省永壽縣進行大骨節病的流行病學調研時，瞭解到杜家莊衛生室原來有一位年逾古稀的老中醫王殿卿，治療大骨節病（當地人稱爲「柳拐子病」）頗有心得，療效顯著，還帶出了幾名徒弟。誰料弟子出師後，竟然找藉口趕走了師傅，使王殿卿賦閑在家，應驗了那句「教會徒弟，餓死師傅」的老話兒。路志正認爲，此雖個案，但明顯有悖於黨的中醫政策，也有悖於中華文明尊師重道的優良傳統，如果得不到糾正，其影響是十分惡劣的。所以，路志正以自己在杜家莊通過針藥並施，成功救治一産後惡露不下（胎盤殘留）、高熱不退的産婦引起的轟動效應，向衛生主管部門大力宣講黨的中醫政策，並適時反映了王老先生的窘境。後來，徐副部長一行在陝西省衛生廳洪廳長陪同下，帶着禮物專程探望王殿卿，誠邀其再次出山。王殿卿深受感動，不僅再次復出繼續爲當地百姓服務，還特地獻出了自己師傅傳下來的《藥性歌訣》。路志正清楚記得這本油印的小册子很薄，内容却十分實用，讀起來朗朗上口。耄耋之年，路志正還能隨口背誦出其中的「山藥陰，白朮陽，補養脾胃有專長……」

路志正曾多次陪同衛生部部長錢信忠到基層調研，並受命參與一些急、難、危、重病患者的搶救。錢部長在爲《路志正醫林集腋》作序時這樣評價路志正：「醫術精湛，醫德高尚，平易近人……謙虚好學，功底很深……臨床經驗豐富，以内科針灸見長，對婦科、兒科的疑難症也屢起沉疴。在擔任中醫行政工作期間，没有絲毫門户之見，博採衆長，既尊重各家學派，又善於發掘和吸收民間有效療法，對中西醫結合熱情支持，大膽嘗試，成績斐然。」

一九六六年春，路志正跟隨由衛生部防疫司譚政帶隊的調研組到東北地區瞭解基層衛生工作情况。在遼寧省某地調研時，路遇一昏厥兒童，路志正察看後斷定乃陽氣鬱閉、清陽不升所致。他立即取出隨身携帶的針具，先刺内關，調氣機之升降；再取風池，祛邪開閉；又取人中，且進針後上透。行針數下，患兒隨即蘇醒。嫻熟的針灸手法，整體調治的取穴配伍理念，使「效之信，若風之吹雲，明乎若見蒼天」，令同行者讚嘆不已。調研組進入吉林省境內，發現松花江流域水污染嚴重。據當地老鄉反映，上游有一個火石廠，經常把未經處理的紅色污水直接排入松花江，以致附近的江面上時常有死魚漂浮，有時還會打上來一些奇形怪狀的魚。調查組十分重視這一情況，將所見所聞及時匯總後寫出報告，提交吉林、遼寧兩省的相關部門，建議重視環境污染和衛生防疫工作等問題，以保障人民身體健康。而就在這時，調查組接到了衛生部要求他們立即回京、參加批判「三家村」運動的電話通知。史無前例的「文化大革命」開始了。

這正是：

而立從政緣「重習」，杏林覓寶信有期；

甘作綠葉襯紅花，醫政雙優誰堪比？

第三章／不惑蒙難，未改初心（一九六六—一九七三）

路志正生性淡泊，與世無争，做事踏實，人緣一直頗佳。所以，其參加工作多年來，雖歷經一系列政治運動，却從未受到過衝擊。誰料「文革」剛一開始，便禍從天降。藁城北窪村的「造反派」利用幾年前的「逃亡富農」冤案大做文章，决意將路志正揪回原籍批鬥。由於當時衛生部、中醫司的主要領導已經被「打倒」或「靠邊站」，行政機關的職能基本陷於癱瘓。混亂中，路志正一家被遣送回原籍進行勞動改造。

一九六六年十月，路志正和妻子帶着長女喜素、次子京華、三子京達、小女路潔在瑟瑟秋風中回到闊别已久的家鄉。祖屋尚在，却因年久失修而破敗不堪。全家人一起動手打掃整理，因陋就簡，草草安頓下來。同年年底，已在懷柔山區中學工作的喜善回到老家，就成分問題詢問曾任村支書的路存牛，瞭解到土改時因父親在外地行醫，村裏並未評定路家成分，「逃亡富農分子」是有人胡亂「安」上的，未經過組織討論。獲悉此情，路志正十分驚愕。自己自幼習醫，不足二十歲便在外行醫，農忙時才返家幫助耕種或收割。況且，那時家裏僅剩幾畝薄田，如何够得上「富農」？妻子與繼母帶着年幼的兒女在家勞作，一九五〇年初才離家來京。既然土改時家裏有人，又何來「逃亡」之説！

一九六七年秋，村裏解除了「管制」，路志正帶領全家返回北京。之後，便開始向當時的各級「革委會」進行申辯。没想到的是，在那個人妖顛倒的年代，這些申訴材料換來的是「對革命人民的反撲」和「爲逃亡富農分子翻案」的結論，由此而來的則是變本加厲的迫害。一九六八年底，除了長子喜善，路志正一家再次被遣回原籍。

後來才得知，自己此番再遭厄運，實因受村裏派系争鬥的牽累，事情的起因則緣於自己幾年前的一次「幫忙」。一九六二年，河北省政府爲促進農村生産、改善農民生活，在全省範圍内開展了「電力進村」活動。由於當時變壓器是國家控制的緊俏物資，通常很難買到，北窪村的兩位村幹部知道路志正在内蒙古支邊，便前往包鋼，懇請他伸出援手。考慮到此乃利國利民之大好事，又是爲家鄉發展做貢獻，路志正没有推諉，一面自己掏錢爲二位鄉親安排吃、住，一面介紹他們找到包鋼的一位領導，希望能在政策允許的範圍内給予幫助。之後，因忙於工作未再過問此事。數年後才得知，當時兩位村幹部實際買回了三臺變壓器，而北窪村僅用了一臺，餘者被變賣後用來拉關係了，錢款也被揮霍一空。後來，新幹部上任，爲了徹底整倒前任，便將此事「上綱上綫」，作爲「逃亡富農分子」腐蝕拉攏幹部的「罪證」，與「階級鬥争」掛鈎。在「變壓器事件」定性、定案的材料上，便出現了如下結論：這些幹部的革命意志不堅定，在「逃亡富農分子」的拉攏腐蝕下，經不住糖衣砲彈的攻擊，最終喪失革命立場，被拉下水，多吃多占，犯了嚴重的政治錯誤。真是滑天下之大稽！路志正感念鄉情，熱心爲村裏做好事，不僅從未獲取任何私利，還自掏腰包爲他們支付吃住費用，到頭來却無辜蒙冤受屈，成了「革命專政」的對象，慘遭「抄家」、批鬥、回鄉勞動改造的厄運。這期間，不僅自己的全部藏書及多年積累的臨床脈案不知所踪，以致回到北窪村時，要想在家裏找到一張能寫字的紙都很困難；更讓路志正心痛的是，正值學齡期的次子京華、三子京達以及小女路潔無辜受到牽連，因背負「黑五類子女」的身份，失去了上學「資格」，小小年紀只能每天跟着父母下地干活。

在明白了自己只是村裏「兩派」鬥爭的犧牲品後，路志正的心反而踏實了很多。在接下來的五年裏，儘管被剥奪了治病救人的權利，行動也受到限制，生性淡泊的他却始終保持着樂觀的心態，堅信「黄河尚有澄清日，水落石出定有時」。他穿上土布衫，像普通老農一樣剃了光頭，每天與村民們一起下地干活，吃着粗茶淡飯，日出而作，日落而息，靠挣工分養家糊口。心中無愧，活得十分坦然。

以前在中醫司工作時，路志正因工作繁忙尤其是經常出差，極少有時間和精力關心孩子們的學習。回到農村後，爲了使三個孩子不至於荒廢學業，路志正憑着極强的記憶力，將自己年少時背誦的詩詞、散文以及《内經》《難經》《傷寒論》《金匱要略》等中醫典籍中的重要内容寫在孩子們撿來的紙片上，讓他們白天帶在身上，在勞動之餘學習、記憶；晚飯後，則督促、輔導三個孩子先各自默唸，然後朗讀、背誦。起初，聽到孩子們清脆的讀書聲，院子外面負責監視路家的人很是驚訝，得知幾個孩子在這樣的環境下還能安心學習，很受觸動，便逐漸放鬆了監管，後來則「睜一只眼閉一只眼」，默許一些村民來路家走動或求醫。負責監視的人，居然還經常將自家親戚悄悄接來讓路志正幫忙診病，也算是「近水樓臺先得月」吧。

剛回老家時，許多村民由於不了解真相，不敢接近被貼上「壞人」標籤的路家人。一段時間後，尤其是一些年長者，念及路志正當年在家鄉行醫時所給予的幫助，待情勢稍有緩和，便時常暗地裏送來米、面、花生等接濟他們的生活。一天晚上，路志正正在給三個孩子講課，忽然聽到窗外有動靜，打開窗扇一看，窗臺上居然有一碗熱騰騰、香噴噴的炖肉，孩子們都高興得跳起來。要知道在那個年代，吃肉是件多麼奢侈的事情，後來才知道這是村裏的五保户路平喜送來的。會計路九剛的母親曾悄悄告訴路志正：你剛回村時，我就告訴九剛，「當年你爹病重時，一心想吃柿子，可家裏沒錢買不起，你志正爺爺知道後，來咱家看病還特意買了柿子，遂了你爹心願。你志正爺爺在村子裏時可沒少幫大家，咱不能没良心。開批鬥會時，不許你動他一根手指頭，不聽話，小心我打斷你的腿」。這些心存良善的鄉親們所給予的幫助，使路志正倍感温暖，没齒難忘。

在北窪村的七年，令路志正利用難得的「閒暇時間」培養子女，待他們有了一定的中醫知識積累，便由淺入深地講解一些辨證識病、遣方用藥的技巧與方法。功夫不負有心人，京華和京達經過一番努力，初步掌握了部分常見病的診治方法，尤其是剛剛十六歲的京華，已經可以「代父出診」（當時路志正爲『監督改造』對象，不得隨意離開，更不能外出行醫）了。

藁城一帶的農村百姓看病，除了重病去城裏的「大醫院」或公社衛生院，一般都是由患者家屬請附近的醫生來自家診治。所以，每逢有病家前來請診時，路志正都會盡可能細緻地先向來人詢問患者的情況，幫助京達分析病情，梳理辨證思路，初步擬定出治法及備用方劑，最後囑其臨證務必鎮静，隨機應變。爲了幫助兒子應對不時之需，他還經常將可能用到的方藥寫在小紙片上，作爲「錦囊妙計」讓京華隨身携帶，希望自己的臨床經驗能借兒子之手幫助患者解除疾苦。

寒往暑來，經過一番歷練，京華的臨證水平迅速提高，獨立出診時也越來越自信。面對患者時，也從最初的緊張、惶恐，變得應付自如。而身爲父親、又是授業老師的路志正，對兒子行醫並未完全放手，要求愈發嚴格。京華向我們説過這樣一次讓他終生難忘的出診經歷：那是一位哮喘患者，初到病家時，見其胸滿息高，喘促氣急，喉中痰鳴，痰白量多，咳吐不利，舌淡紅，苔白欠潤，脈弦滑。辨爲濕痰阻肺，肺失宣肅所致，胸有成竹地處以導痰湯加味。剛回到家中，父親便詢問其辨證用藥詳情，當聽到方中膽南星用量四錢時，立刻指出不妥，並命其馬上騎車趕回患者家，讓其將處方中膽南星劑量減半使用。京華回家後尚未坐定，父親便對他細説緣由：南星味苦、辛，性温而有毒，雖燥濕化痰力强，但終歸性燥烈有毒，故多以牛膽汁拌制以緩燥減毒。該患者有痰多喘鳴，但咳痰不利，苔白欠潤，已露化熱傷陰之端倪，故燥烈之品，斷不可施以重劑。生命至重，貴於千金，作爲醫生，須能洞悉病之傳變，發於機先。「膽欲大而心欲小，行欲方而智欲圓」，絶不是一句空話。

京華的迅速成長，給弟弟、妹妹做出了榜樣，京達在日夜苦讀醫書的同時，也在父親的指導下開始嘗試診病。兩年後，亦可獨立外出應診了。就連年幼的路潔也會每天早早起來坐在院子一角，一遍又一遍地背誦《醫學三字經》《湯頭歌訣》《瀕湖脈訣》等。看到孩子們如此懂事，又知道上進，路志正和妻子在感到欣慰的同時，也更加思念遠在懷柔的長子喜善，他們已經差不多五年未見過面了。

《易經·泰卦》云：「無平不陂，無往不復；艱貞無咎，勿恤其孚，於食有福。」路志正認爲，人的一生不可能一帆風順，只要堅守正道，不失做人的本分，黑暗終將過去，一家人會平安幸福的。所以，身處逆境的他，常以孟子「天將降大任於斯人也，必先苦其心志，勞其筋骨，餓其體膚，空乏其身，行拂亂其所爲，所以動心忍性，增益其所不能」的名言激勵自己，始終相信人性的美好，哪怕是對曾經傷害過自己的人，也抱以最大的善意。剛回村時，一些人受當時「極左」思想的影響，爲了表示自己是「革命的」，不僅努力與落難的路志正一家「劃清界限」，有時還故意刁難，甚至會惡語相向。一向心境平和的他，總能淡然處之，並反復叮囑年幼的京達、京華和年僅十歲的路潔不要放在心上。那時，儘管生活艱苦，行動受限，路志正始終不忘初心，盡一切所能履行一個醫生的職責。

一次，村裏的電工在干活時不小心將含在嘴裏的釘子吞入腹中，驚恐萬分。路志正在盡力安撫其情緒的同時，令其家屬取三兩韭菜切成寸段，打入五個鷄蛋，多用麻油炒熟後一次吃下。果如所料，次日清晨，患者便前來道謝，告知鐵釘已隨大便排出。

在原籍勞動的幾年裏，路志正還通過京華、京達和路潔，將許多簡便易行的中醫「小妙招」傳授給鄉親們。例如，取生石灰一兩，靜置一夜，以上面「漂浮」之黏液外涂局部，或以陳舊的棉花被套燒灰後，以麻油調制成膏外用，治療燙傷；白芷、川芎研粉，製成緑荳大水丸，治療頭風病；取葱鬚、芫荽、白菜根熬水代茶飲治療感冒等，在惠及百姓的同時，也培養、鍛煉了兒女們的臨床技能，使之切實感悟到中醫藥學的博大精深。

一九七三年，路志正舉家返京時，鑒於京華與京達在農村治病救人的從醫經歷和良好表現，藁城縣衛生局還給他們出具了「鄉村醫生」的證明。

十年動亂中，路志正飽受其苦，在其事業的黄金時期被浪費了數年的大好時光，還失去了珍藏的大量醫籍尤其是好友李重人相贈的十二開本仿宋綫裝書《禮記》《二十四史》以及積累多年、凝聚其無數心血的所有脈案，但他始終都以積極、平和的心態看待這段經歷。笑言：塞翁失馬，焉知非福。這算得上是自己人生的一筆重要財富。首先，這段特定的歷史時期，對每個人都是巨大的考驗，而自己没有迷失，更没有絶望，經受住了考驗；其次，懂得了任何事物都會有兩面性，雖然自己在「文革」中遭遇坎坷，但逆境也磨煉了自己乃至孩子們的意志，具備了戰勝任何困難的信心和勇氣；第三，幾年的農村勞動，鍛煉出一副好身體，爲後來能在繁重的臨床、教學及科研工作中始終保持精力充沛，打下很好的基礎；第四，在困苦中更能感悟到鄉親關懷、朋友情誼的珍貴以及家庭和睦對於共渡難關的重要性；第五，終於有一段閑暇時間，讓自己静下心來重新思考和領悟藴藏在中醫藥理論中的深邃哲理，反思自己過去在從事中醫工作中存在的不足以及解決問題的思路和方法;；第六，培養起孩子們對中醫學的興趣。當然，最令路志正感到寬慰的還是在處境艱難的情況下，子女們無論身處何方，都能自强不息，不僅學會了博愛和寬容，也都通過自己的努力步入醫林，取得了不錯的成績。

一九七二年底，路志正被「落實政策」，當時的專案組經過三次深入調查，廣泛聽取了北窪村九個生産隊的討論意見，最後由村、公社、縣三級政府核准，父親路永修的成分被定爲「中農」，而路志正本人的成分定爲「學生」，職業則爲「醫生」。這遲到的公正結論，雖然讓路志正苦等了多年，並爲之付出了沉重的代價，但總算是等到了。

一九七三年初，路志正回到北京時，發現自己先前工作的衛生部中醫司已經變成了

「中西醫結合辦公室」。因路志正曾從事中醫藥管理工作多年，有着豐富的經驗，所以，組織上希望他能「歸隊」。經過再三考慮，路志正決定遵從自己內心的召喚，回歸臨床，將全部的精力放到治病救人上。經過研究，組織上同意了路志正的選擇，安排他到中醫研究院廣安門醫院內科做了一名普通內科大夫。

這正是：

人妖顛倒邪風起，回鄉務農受磨礪；

冰心玉壺天可鑒，以德報怨亦良醫。

第四章／耆艾回歸，專注臨床（一九七三—一九九〇）

一九七三年，經歷十年動亂、重獲新生的路志正，選擇在知天命之年回歸臨床，從此潛心治學，精研岐黄，杏林橘井，辛勤耕耘，孜孜不倦。

第一節／躬身實踐

内科，古稱大方脈，涉及病種廣泛，對醫生的基本功要求甚高。既需要堅實的中醫理論基礎和豐富的臨床經驗，又要能觸類旁通，兼收並蓄，掌握婦、兒、眼口鼻等科常見疾病的辨證與治療。可以説，傳統中醫内科大夫無異於「全科醫」，路志正也經常笑稱自己是「雜科醫生」。

二十世紀七十年代初的廣安門醫院内科人員不整，條件也比較簡陋，門診量却很大，路志正一天常常需要診治上百名患者，還承擔臨床帶教、院内會診以及醫院「西學中」班的教學管理等工作，日子過得忙碌而充實。因其善治疑難雜症、外感熱病，又能針藥並施且療效卓著，各地前來求治的患者絡繹不絶。面對諸多病因難明、病機兼夾、寒熱虚實難斷、病情紛繁複雜的疑難雜症，路志正勤求古訓，博採衆方，善於總結，逐漸形成了自己獨具特色的診療思路與風格。首先，詳問病史，從陰陽五行、臟腑經絡、虚實寒熱等方面洞悉其發病機制，即《内經》所謂「必伏其所主，而先其所因」。一患者患發作性睡病多年，即使開會作報告或外出乘車時，都可能不由自主地入睡。路志正詳詢病史，得知其夜間睡眠質量一直極差，時常因鼻塞、呼吸不利而憋醒。於是，以宣肺利竅、化痰祛濕法治之，很快獲愈。其次，臨證雖不拘泥於西醫病名，卻注意借鑒西醫的相關檢查，作爲瞭解病情、觀察療效的重要參考指標。第三，獨立思考，知常達變，對那些纏綿已久，多方求治不效的患者，在詳細辨證的基礎上，認真分析、總結他人之得失，另辟蹊徑，敢於創新，遣方用藥思路獨特，或輔以針灸療法，常有桴鼓之效。第四，謹守病機，靈活變通。疑難病症往往是多臟腑受累，氣、血、精、津、液失調，虚實相兼，寒熱錯雜，相互影響，爲醫者斷不可執「畢其功於一役」之念。否則，極易造成用藥孟浪，導致一症未平，他症又起。治療上，時刻謹記固護脾胃，拿捏好攻與補的分寸。例如，一右脅下腫塊且高熱不退的老人，經北京三〇一醫院診爲膽總管結石，擬手術切除膽囊，患者拒之後轉至廣安門醫院就醫。因患者年事已高且病情複雜，慎重起見，路志正接診後邀請本院相關科室的幾位大夫會診，大家都傾向於立刻手術。無奈患者心意已決，堅持中醫保守治療。根據其腹部脹滿，厭食，口苦咽干而不喜飲水，脈弦滑等證候，路志正治以消補兼施，在補中益氣湯的基礎上加金錢草、鷄内金、虎杖等。經過一個月的治療，患者大便開始排出泥沙樣結石（家屬每天將其大便冲洗沉澱後觀察），右脅下腫塊日漸縮小，後來又陸續排出層層包裹的「樹皮狀結石」，得以完全康復。第五，怪病多痰，久病多瘀。對那些久治不愈的疑、難、怪、頑之症，需注意從痰、瘀入手，酌情采用化痰、滌痰、導痰以及活血化瘀、通經活絡之法。第六，藥食並重，綜合治療。由於疑難雜症往往遷延日久，部分患者尤其是腫瘤放、化療患者常因難以耐受藥物的毒副作用而無法堅持治療。若配合使用益氣養血，扶正祛邪的中藥，則多可補偏救弊，延長其性命。對於多臟器受損，正氣虚弱者，更是遵《内經》「大毒治病，十去其六；常毒治病，十去其七；小毒治病，十去其八；無毒治病，十去其九；谷肉果菜，食養盡之」之旨，或藥食同用，或針藥並施，或輔以情志療法，或配合氣功、按摩等，緩緩圖之。

在多年的臨床實踐中，路志正十分推崇中醫治病的「王道」之法，也就是「以人爲本」「以和爲貴」。《靈樞·師傳》曰「治病之道，順之而已」。所謂「順之」，即「因勢利導」，大到順應四時變化、日月盈虛；小到順應人之禀賦强弱、臟腑的生理特性。通過順勢而爲，調攝心身，促使氣血調暢，陰陽和合，以達到愈病强身、延年益壽之目的。

針對二十世紀八十年代初有些醫生熱衷於開大方、用重劑的現象，路志正曾在北京市衛生局召開的一次專題討論會上指出：大方只適用於某些病情複雜的疾病，且一定要根據患者體質以及正邪力量的對比，謹慎從事，萬不可失其法度。若開方不講中醫辨證，用藥不論君臣佐使、寒熱温凉、七情和合，盲目采用大方重劑，從小處説，或爲急於求成的心理作祟，或因辨證不明，缺乏底氣而采取的廣絡原野、叠床架屋之策；往大處講，此舉不僅無端造成藥材資源浪費、加重患者的經濟負擔，還有可能徒增毒副反應的風險，嚴重影響中醫的聲譽，故此風斷不可長。

「輕靈活潑」，是許多同行及學生對路志正處方特點的共同感受。觀其處方藥味雖少，配伍却井然有序，緊扣病機，故每每覆杯而愈。方藥輕靈，不僅能有效防止藥性之偏頗、減少不良反應，還可固護脾胃並最大限度地降低患者的經濟負擔。這種細緻入微的遣方用藥理念，既體現出路志正精湛的醫術，也反映了其悲天憫人的大醫情懷。

在患者眼中，路大夫爲人和藹可親，不論多忙、多累，總是面帶微笑，沉穩有序地望、聞、問、切，簡潔明瞭地告知病情，輕言細語地交代注意事項，令他們感到莫名的踏實。有的患者甚至說，尚未服藥，病情仿佛已在不知不覺間「減了幾分」，或許這就是人們常說的「病治心腹人」吧！新華社退休職工何女士因體重在數月内驟降而憂心忡忡，輾轉數家醫院，經過一系列檢查仍是「原因不明」。寢食難安、心力交瘁、幾近絶望的她來到廣安門醫院，甫一落座，路志正通過望色、審形、驗舌、診脈，已將其病情了然於心中。告之曰：「此病起於辛勞過度，損傷脾胃，肝氣乘虚犯脾，脾之運化不及，水谷精微不能充養肌肉。只要放寬心，遵照醫囑服藥，一定會好起來的。」暖心的話語，體貼的態度，令何女士如釋重負，經過一段時間的調治，很快食慾大增，體重也逐漸恢復正常。

路志正常説，醫生是一個很苦的行當，要活到老，學到老。自己行醫幾十年，能憶起的「教訓」遠比「經驗」多。雖然治癒過無數患者，但時至今日，臨證中仍時常有如履薄冰之感。因爲疾病是在不斷變化的，這種變化不僅表現在疾病譜的變遷，也與人們生活方式、社會環境、飲食結構等方面的改變有關。稍有疏忽，就可能釀生禍端，正如孫思邈所言：「人命至重，有貴千金。」焉能不慎？

自二十世紀八十年代起，路志正開始擔任中央保健局的中醫保健專家，幾十年來，先後爲多位中央主要領導提供過保健服務。在工作中，路志正心細如髮，行方智圓，以其精湛的醫術和貼心的服務，贏得中央首長的贊許和尊重，被中央保健局授予「中央保健工作先進個人」稱號，並相繼榮獲「中央保健工作突出貢獻獎」「中央保健局保健工作優秀專家獎」，而同時獲得三項殊榮的中央保健專家寥寥無幾。

第二節／心係醫院

始建於一九五五年的中國中醫科學院廣安門醫院，在二十世紀七十年代初，規模尚小，科室也未健全。一九七三年十一月，路志正剛到醫院時，全院僅有百餘名醫生，不足三十名護士。

路志正雖然只是一名普通大夫，但在中醫司多年從事醫政工作的經驗，使其對醫院的發展有很多高屋建瓴的見解。他認爲要想讓廣安門醫院的「牌子」立起來，「名號」響起來，除了「硬件」的擴展、完善，還必須以人爲本，齊心協力，在發展已有優勢學科的同時，盡快補齊短板。而當務之急，就是盡快加强内科病房建設，提高診治急、重、危症的能力。爲此，他多次向院領導建議，希望拿出切實可行的措施，突出内科的「中醫特色」，形成自己的優勢病種、建設好重點學科。

中醫治療急症歷史悠久，《内經》中不僅記載了高熱、暴厥、薄厥、出血等諸多急症，還有「真心痛，手足青至節，心痛甚，旦發夕死，夕發旦死」的具體描述。醫聖張仲景在《傷寒雜病論》中更是構建起中醫治療危重急症的理論體系，且理法方藥俱全，内治與外治兼施，其對許多急症的辨治方法至今用之不衰。晉代以降，隨着中醫學的興盛，中醫急症治療更是有了長足進步，許多治療急症的專著及方藥應運而生。如晉代葛洪的《肘後備急方》，即爲急症學專著；隋代巢元方之《諸病源候論》，雖爲中醫病因病機學專著，却有約五分之一的内容與急症有關；唐代孫思邈所著《備急千金要方》《千金翼方》記載了許多急重危症的救治經驗；宋代的《太平惠民和劑局方》收録的治療高熱神昏竅閉的至寶丹、紫雪丹、蘇合香丸，至今仍是許多急症搶救中的「制勝法寶」。

進入二十世紀後，由於西學東漸，中醫治療急症的陣地日漸萎縮，甚至喪失殆盡，以致「急病看西醫，慢病找中醫」，成了許多人的思維定式。路志正認爲，這實在是對中醫的誤解與歧視。二十世紀八十年代初，他首先在本院内科，建立了急症接診機制，從門診值班人員的合理配置和專業培訓做起，一步步提高運用中醫思路和方法處理急症的水平。爲了進一步挖掘、整理、推廣中醫治療急症的經驗，更好地爲廣大患者服務，一九八一年四月，由趙金鐸副院長牽頭，創建了廣安門醫院内科研究室，並將痹證和疑難雜症作爲主要研究方向，路志正擔任副主任，負責日常工作。研究室成立後，首先抓了中醫學術體系的構建以及老中醫學術經驗的繼承與整理，組織人員編寫了《醫論醫話薈要》《中醫症狀鑒别診斷學》《中醫證候鑒别診斷學》（趙金鐸爲主編）。其中《中醫症狀鑒别診斷學》《中醫證候鑒别診斷學》出版後大受歡迎，暢銷不衰，先後獲得中國中醫科學院的科技進步獎；再版後，又雙雙獲得中華中醫藥學會二〇〇三年科技進步著作獎。

内科研究室剛成立時只有十九張病床，主要收治痹證患者。在趙金鐸、路志正、謝海洲等人的帶領下，從病歷書寫格式、查房模式、病例討論制度、醫護交接班基本内容、護理記録、辨證施護原則到院内會診流程等基礎工作做起，在臨床各個環節中突出中醫特色，明確了「先中後西，能中不西；針藥並施，内服外敷；藥食結合，靈活多變；急證急救，中西結合」的疾病處理與診療原則，强調療效是中醫賴以生存的基石，並將其變成大家的自覺行爲。注重以老帶新，敦促年輕醫生鑽研中醫理論，不斷提高運用中醫思維方法和手段診治疾病的水平。爲了更好地爲患者解除疾苦，内科研究室廣邀董建華、董德懋、巫君玉、趙紹琴、方和謙、步玉如、劉志明、焦樹德等多位院内外知名專家來科會診、講座，令大家受益匪淺。由於措施得當，醫護人員積極性空前高漲，在門診量激增、病房使用率、周轉率大幅提升的同時，療效也不斷提高，一時間好評如潮，聞名遐邇，許多疑難病患者趨之若鶩。内科研究室病房在實踐中摸索、總結出的這些經驗被推廣到全院後，也吸引了許多外地同道紛紛前來參觀學習。

一九八二年春，路志正與方和謙等向北京市衛生局遞交了《要搶救中醫善治急症的專長》的報告，不久便收到回復。緊接着，衛生局委托北京市鼓樓中醫院舉辦首屆「中醫内科急症學習班」，特邀路志正講授《温病學》，謝海洲講授《金匱要略》，巫君玉講授中醫内科，方和謙講授《傷寒論》。數月中，幾位先生利用業餘時間從晚上七點半到九點半給學員授課，爲各醫院培養了一批急需的急症專業人才。路志正在温病學授課中，倡導三焦辨證與衛氣營血辨證的密切結合，强調繼承古方、廣擷新方治療急性熱病的重要性。學習班結束後，又帶領研究生高榮林、趙紀生、徐凌雲等對歷代醫籍中治療急症的方藥進行系統梳理並擷其精要，結合自己多年來尤其是在包鋼醫院治療急症的實戰經驗，將講稿及教學過程中所積累的資料進一步補充完善，歷經數月，於一九八五年完成了當代首部中醫急症學專著《中醫内科急症》的編寫。該書由吕炳奎司長親自作序，著名書法家趙樸初題寫書名，經山西人民出版社出版後，受到廣泛好評。一九八六年，榮獲北方十省市（區）優秀科技圖書二等獎。

路志正對廣安門醫院有着極深的感情，他常説，個人的力量是十分渺小的，正是因爲有周圍同事的大力協助和歷届領導班子一如既往的扶持，才使得自己能在一個寬鬆、和諧的氛圍中專心致志地從事臨床和科研，不斷進取，進而爲醫院的發展盡一份綿薄之力。

二〇一〇年，廣安門醫院爲慶祝建院五十五週年，開展了院訓徵集、評選活動。年届九十的路志正也積極參與其中，在對最後入圍的四組院訓内容仔細研究、對比後，選出了自己較爲心儀的兩組進行分析、點評。比如，路志正對「厚德勤勉，繼承創新」之「厚德」，頗爲看重，認爲一個好的醫生，不僅要有精湛的醫術，更要有高尚醫德。這樣才能像土地一樣，承載着山川及江河湖海，生長萬物。古人云：「受益唯謙，有容乃大。」作爲醫生，只有具備廣博的學識和高超的臨床技能，才能更好地爲人民的健康保駕護航。該作品「勤勉」二字「用意甚佳」，蓋因「學問勤中得」，只有深入鑽研，才能精益求精；但「勉」字雖有學無止境之意，若能改爲「奮」字，則更能彰顯積極進取之意。對於入圍的第四組作品「廣衍岐黃，安集醫道」，則認爲其既與黨和國家安定團結的大政方針契合，又巧妙地將「廣安」二字嵌入其中，工整對仗，寓意不俗。衹是「醫道」與「岐黃」稍有重疊，氣勢上也略有不足，建議換爲「濟世」或「爲民」。雖然這衹是一件小事，但足以反映路志正心係廣安，以院爲家，院榮我榮的主人翁情懷。

第三節 ／ 潛心研究

中醫學發展的生命力，離不開學術創新，而中醫創新的根本目的是服務於臨床，是更好地治病救人。路志正認爲，中醫創新不可流於形式，更不能「忘本」，必須在中醫理論的指導下，緊扣臨床亟待解決的難題潛心研究。

冠狀動脈粥樣硬化性心臟病（簡稱「冠心病」）多屬中醫胸痹、心痛之範疇，以胸陽不足、陰乘陽位、閉阻氣機爲基本病機。路志正初回臨床時，内科的一些同事專注於活血化瘀法治療冠心病的臨床研究，取得了可喜的成績，但也存在偏執一端、忽略中醫辨證論治原則的傾向。他通過認真觀察，發現許多冠心病患者易在飽餐、腹瀉或陰雨天出現心絞痛，其病機顯然並非僅僅是血瘀心脈。古人云：學而不思則罔，思而不學則殆。冠心病有虛實寒熱、在氣在血之不同。心主血脈，肺主氣而司呼吸，心肺位居上焦，宗氣之强弱、氣機之升降，皆離不開脾胃之納化。若飲食失節，情志過用，勞逸失度，損傷脾胃，必致氣機升降失司，氣血生化乏源，水液運化失常。如此一來，不僅可使宗氣虛餒，心陽虛衰，還可令水飲、痰濁上犯，痹阻胸陽，阻滯血脈，進而誘發胸痹、心痛。所以，治療上不應囿於西醫病名而專事活血化瘀以「治心」，還須酌情補益中氣，或和胃降逆，或健脾化痰，方可收功。爲了促進中焦氣機之升降，路志正一方面選取性味不同的中藥兩兩相配，組成「藥對」，如荷梗配藿香梗，麥芽配穀芽，山藥配白朮，菖蒲配鬱金，桂枝配丹參，木香配丹參，枳殼配旋覆花等，以斡旋脾升胃降，促進氣血調達；另一方面，則指導患者注意飲食起居，固護脾胃。通過扶正祛邪，標本兼治，大大提高了臨床療效。

二十世紀八十年代初，國家尚未成立中醫藥管理局，受西醫科研思路的影響，缺乏實驗研究支持的中醫理論創新或臨床研究課題往往很難立項，路志正費盡周折爭取來一萬元經費，帶領着學生開始從調理脾胃入手治療冠心病的探索，爲日後「五臟心痛理論」

及「調理脾胃法治療胸痹心痛」的深入研究打下了良好基礎。爲進一步驗證該理論的正確性，由中國中醫研究院廣安門醫院牽頭，聯合十家省市級中醫院協作攻關，歷時數年，取得令人滿意的效果。基於路志正多年來對心病的深入探討及所取得的一系列成就，自第一屆中華中醫藥學會内科心病專業委員會學術會議起，他連續三屆被推舉爲該學會的副主任委員。

作爲中華中醫藥學會風濕病分會的創始人之一，路志正在風濕病理論研究和臨床治療方面造詣頗深。他帶領學術團隊通過幾十年一以貫之的不懈努力，在中醫風濕病領域取得一系列成果。首先，溯本求源，厘清了風濕病與痹證、痹病、歷節病的關係，通過反復論證，主張將風濕病作爲「一級病名」替代「痹病」命名，並在一九八六年三月衛生部召開的「中醫證候規範」學術會議上，與參會專家一起提出《疾病定義草案》，正式提出並規範了中醫風濕病的概念，即：「中醫風濕病是人體營衛失調，感受風寒濕熱之邪，合而爲病；或日久正虚，内生痰濁、瘀血、毒熱，正邪相搏，使經絡、肌膚、血脈、筋骨，甚至臟腑的氣血痹阻，失於濡養，而出現的以肢體關節、肌肉疼痛、腫脹、酸楚、麻木、重着、變形、僵直及活動受限等症狀爲特徵，甚至累及臟腑的一類疾病的總稱。」這一涵蓋疾病範圍更廣、更爲符合臨床實際的病名的提出，確定了風濕病學科的獨立性，也爲該專科學術發展和專門人才的培養奠定了堅實的基礎。其次，是對「二級病名」的理論創新，主要包括「燥痹」和「産後痹」的提出，痛風之正本溯源，五體痹、五臟痹診斷標準的制定等。「燥痹」作爲中醫診斷學病名，首見於由路志正、焦樹德、閻孝誠等主編的《痹病論治學》。此後，被婁玉鈐主編、出版於一九九三年的《中國痹病大全》所收録。他針對歷代文獻中對婦人産後所患痹證命名紛雜的「亂象」，將其病名統一規範爲「産後痹」。第三，開創醫藥結合、學會與企業結合，依據辨證論治研發中醫風濕病系列藥品之先河。第四，研發出寒濕痹沖劑、尪痹沖劑、寒熱痹沖劑、濕熱痹沖劑、瘀血痹沖劑等系列產品，經過二十七個省市自治區醫療及科研單位的長期觀察，不僅服用方便、安全，而且療效可靠，被列入國家基本藥物及中藥保護品種，對風濕病的防治起到重要作用。

燕趙大地，是「補土派」翹楚李東垣的故鄉，其「脾胃内傷，百病由生」的理論影響甚廣。路志正在習醫之初，即耳濡目染，在腦海中早已刻下「治病求本，重視脾胃」之烙印。例如，對「消渴病」，前人上、中、下三消分治，論之甚詳，幾成定法。路志正通過臨床觀察，認爲本病發於中、起於胃者居多，次及於肺，終歸於腎。初因脾胃失和，而致胃熱傷津；繼則母病及子，胃熱上蒸，灼傷肺陰；終則下傳於腎，真陰受損，陰損及陽，陰陽俱衰。也就是説，在其各個階段，均有脾胃的失和。儘管養陰清燥爲治療消渴之常法，但「火與元氣不兩立」「壯火食氣」，故其治療消渴病時强調不可過用寒凉，苦寒之品尤其不可多用，謹防損傷脾胃。

一九八一年，廣安門醫院内科研究室的組建，爲路志正深入、系統研究調理脾胃法治療胸痹、心痛提供了條件和契機，在臨床實踐中逐漸形成調理脾胃法治療胸痹、心病的理論構想。在此基礎上，他帶領得意弟子高榮林以及已畢業的三位研究生鍥而不舍地進行流行病學調查、臨床觀察以及實驗研究，歷時十餘年，終於以「路志正調脾胃法治療胸痹經驗的繼承整理研究」之成果面世，於一九九五年獲得國家中醫藥管理局中醫藥基礎研究二等獎。該研究成果，不僅標誌着路志正重視脾胃學術體系的形成，也將其基於臨床大樣本研究總結出的通過調理脾胃治療胸痹、心痛的五種基本方法推向全國，使更多的患者受益。

濕爲長夏主氣，過則傷人爲濕邪。濕邪爲患，有外濕與内濕之分。外濕傷人，多有明顯的季節性和地域性。傳統觀念認爲，南方多濕。而路志正通過深入細緻的觀察、研究，吸納了中醫的五運六氣理論和現代氣象醫學成果，結合古今衆多醫家的經驗，提出了「濕邪不獨南方，北方亦常多濕」的新觀點。認爲就人體而言，濕不僅有内、外之分，上、中、下之異，還有生理、病理之别。正常之濕，也叫濕氣，其表現於外者，爲「濕度」，是人們賴以生存的六氣之一；其在内，則爲津液。濕度與津液的變化，關係着人體的健康與疾病。而社會的發展，人們生活水平的提高和生活習慣的改變，也改變着濕邪傷人的地域性與季節性，使其發病的範圍大有擴展之勢。路志正認爲，與外濕相比，内濕傷人範圍更廣、涉及病種更多、證候也更加複雜。根據上述特點，將濕邪分爲「感觸霧露等而來的『天濕』、居於卑濕之地的『地濕』、飲食所傷的『人濕』」，對濕邪爲患的廣泛性，則指出其不受中外之地域限制，一年四季皆可發生，内、婦、外、兒等科皆有濕病；同時，認識到濕邪累及的病變臟腑絶不僅限於脾胃。這些認識，大大擴展了葉天士「吾吴濕邪害人最廣」的論述，創造性地提出「百病皆由濕作祟」的新論點。在此基礎上，路志正形成了對濕病辨證和治療的新思路和新方法。强調濕爲土氣，兼雜最多。臨證須緊扣其重濁性和易阻凝氣機的特點，凡頭重如裹、胸悶脘痞、肢體腰脊重着、倦怠嗜卧、小便不暢、大便黏滯不爽、婦女白帶多，以及面色晦滯不澤、苔滑膩、脈濡緩滑者，皆爲濕邪爲患之徵。在治療上，提出「通」「滲」「化」三法。「通」者，謂宣通三焦氣機，以調理脾胃之升降；「化」者，即根據濕邪之性質與轉化，或温而化之，或清而化之，或芳香以宣化之。「滲」者，即甘淡滲濕，清熱利濕之謂也。在用藥上，注重在應用通、滲、利三法時，在方中少佐一二味宣降肺氣、化濁醒脾之品，如杏仁、桔梗、紫蘇梗、藿香梗以及白豆蔻、藿香、佩蘭、枳殼等，輕靈透邪，起到宣肺氣、醒脾運、暢三焦之妙用。可以說，路志正對濕病的認識，補充、完善了中醫的「濕病」理論，將中醫濕病學的研究推向了一個新的階段。

第四節／創辦學會

中醫治療風濕病源遠流長，廣安門醫院內科研究室成立後，趙金鐸、路志正、謝海洲等即着手將痹證和心病作爲突破方向加以重點研究，並建議院領導整合本院的技術力量進行協作攻關。經過近十年的不懈努力，使廣安門醫院在痹證和心病中醫診療、科研水平等方面獨具特色，風生水起，路志正也由此成爲全國中醫痹證研究領域的領軍人物。

一九八三年九月，路志正與北京中日友好醫院的焦樹德、北京中醫醫院的吉良晨主任醫師等在山西大同舉辦中華全國中醫學會内科學會脾胃病與痹證專題學術討論會時，共同發起成立了中華全國中醫内科學會痹證學組，路志正與焦樹德分别被推舉爲主任委員和副主任委員。自此，我國中醫界從事痹證理論和臨床研究的廣大中醫工作者有了自己的專業學術組織。在這次大會上，經過與會代表的廣泛交流和討論，通過了痹證專業委員會章程，初步擬定了痹證五種證候的協定處方。一九八四年十一月，在浙江寧波召開了第二届全國痹證、脾胃病學術研討會。與會代表在交流學術經驗的同時，討論通過了「全國痹證科研協作方案」，並決定對上届大會擬定的痹證五種證候協定處方繼續予以觀察；還制定了中華全國中醫學會内科分會痹證診斷、治療、療效評定標準（修訂稿）。一九八五年在北京舉辦的第三届學術年會上，總結交流了全國痹證科研協作方案實施情况，對風濕病系列藥（濕熱痹、寒濕痹、寒熱痹、尪痹、瘀血痹冲劑）進行了臨床科研總結，並作大會交流。這屆年會的學術論文水平普遍較高，尤其對痹證病因病機的探討有創新，突破了「風寒濕三氣雜至，合而爲痹」的「三氣外邪」説，提出了痰、瘀、外傷、遺傳等因素的「内因致痹」説。經過討論，會議還決定將一級病名痹證修改爲痹病。一九八七年，在甘肅蘭州召開了第四届痹病專業委員會學術研討會，就本學會今後的學術活動及科研等問題達成共識。包括：學術活動的主要形式應以小型、多樣、專業爲主；加强各地區的協作交流，成立痹病科研網，鼓勵挖掘民間治法，推動科研發展；復習中醫文獻，總結經驗，争取出版痹病專著；努力在數年内研究出低毒高效的新藥、新法；舉辦痹病講學班；推廣痹病系列中成藥。一九八九年，在江西廬山召開了第五届痹病學術年會，成立了全國中醫内科學會痹病專業委員會，主任委員及常委實現了老、中、青相結合，增强了學會學術上的權威性及代表的廣泛性，使中醫對痹病的研究邁上了一個新臺階。一九九一年，第六届痹病學術會議在安徽蕪湖召開。會議進一步修訂了痹病二級病（骨痹、皮痹、筋痹、脈痹、肌痹）的診斷標準、療效評定標準。此次大會後，各省先後成立了痹病專業組織。一九九二年，在路志正的親自主持下，首届國際風濕病學術交流會在北京舉行。來自世界二十餘個國家和地區的數百名代表匯聚一堂，共同探討海内外治療痹病的現狀，交流臨床、教學、科研等方面的經驗，盛况空前。路志正作爲主任委員，對會議籌備、召開、閉幕的各個環節都加以認真謀劃，使風濕病的學術研究和交流走上國際舞臺。會議閉幕時，路志正還代表學會向第二届國際中醫風濕病學術研討會承辦單位的香港代表移交了會旗。一九九五年十一月在江蘇無錫召開的第七届學術交流會上，痹病專業委員會正式更名爲中國中醫藥學會風濕病分會，路志正、焦樹德與來自二十多個省市自治區的七十六名代表一起，回顧了痹病專業委員會成立十二年來所走過的風雨歷程。

一九九七年十月，中國中醫藥學會風濕病學會第四届委員會在河南鄭州召開，風濕病學會顧問和委員共三百四十四人出席會議，就五體痹的診斷和療效評定標準、創辦《中國中醫風濕病學雜誌》、設立風濕病科研基金等議題進行了討論。會議結束時，路志正和焦樹德分别作總結發言。

一九九八年五月，路志正與焦樹德在《中國中醫風濕病學雜誌》創刊號發表創刊詞，在回顧總結風濕病學會發展歷程的同時，對《中國中醫風濕病學雜誌》應發揮的作用提出了八點希望和要求，包括：加强中醫風濕病學的信息交流；介紹中醫風濕病的動態和科研成果；中醫治療風濕病新成藥的研發；老中醫治療風濕病的學術思想和醫療經驗整理繼承；繼承整理古籍中有關風濕病學的理論，用以指導臨床實踐；普及中醫防治風濕病的知識；促進國際間風濕病診治的交流與合作；提高專業人員的學術水平和臨床療效等。

一九九九年六月，第二屆國際風濕病學術研討會在我國香港特別行政區召開，路志正在大會上致開幕詞並作大會發言。二〇〇一年，在甘肅敦煌召開的第八屆風濕病學術研討會上，路志正殷切期望與會代表自立、自尊、自强、自信，以振興中醫爲己任，踏踏實實做學問，努力提高臨床療效。

二〇〇四年第九屆全國風濕病學會學術研討會在福建廈門召開，爲給年輕一代鋪路架橋，培養本學科新一代領軍人物，路志正主動讓賢，推舉王承德擔任風濕病專業委員會主任委員。二〇一五年十一月，在南昌舉辦的第十九屆風濕病學術會議暨第七屆國際中醫風濕病分會常委會換屆選舉中，由廣安門醫院主任醫師、博士生導師姜泉繼任新一屆風濕病專業委員會主任委員，學會委員也由最初的三十餘人發展到一百八十人，培養出一批鋭意進取的中青年專家。截至二〇一八年末，已先後舉辦近二十期全國中醫風濕病診治學習班，爲各地培養了一大批風濕病專科人才，多次被評爲中華中醫藥學會的先進分會，在國内外的影響力也越來越大。

路志正擔任風濕病學會主任委員二十餘載，親自主持召開了八届全國性風濕病（痹證）學術研討會、三届風濕病國際學術研討會，不僅指導、引領着遍佈全國乃至世界各地的會員對風濕病進行持續、系統的深入研究，不斷取得可喜成績，也使得廣安門醫院的風濕病專科成爲國内外該領域的一面旗幟，承擔了多項國家級重大課題以及省部級科研課題，帶出一大批精於風濕病診治的臨床與科研骨幹，爲中醫風濕病學的理論創新和人才培養做出了巨大貢獻。

辭去主任委員一職後，路志正對風濕病學會的關注和支持並未有絲毫減少，時至今日，他仍以自己的方式爲該學會的發展發揮餘熱。二〇〇四年之後，幾乎每届年會他都會提出一些建設性意見，並精心準備大會發言，將自己潛心鑽研風濕病辨治的經驗毫無保留地傳授給大家。二〇一〇年八月七日，世界中醫藥學會聯合會風濕病專業委員會成立大會暨第四屆國際中醫風濕病學術會議在北京召開，爲表彰路志正對風濕病學會的卓越貢獻，大會決定聘請其擔任世界中醫藥學會聯合會風濕病專業委員會名譽會長。

這正是：

耆艾回歸勤耕耘，扶危救厄慈悲心；

情係廣安建學科，注重風濕創學會。

第五章／古稀育才，授業傳道（一九九〇—二〇〇〇）

十年樹木，百年樹人。中醫藥事業的傳承、發展、振興，離不開廣大從業者尤其是優秀人才的支撑。路志正常説「以人爲本，療效爲先」，這是中醫賴以生存和發展的根本所在。基於此，從二十世紀八十年代後期，他便以前所未有的熱情和時不我待的緊迫感，利用各種形式和機會全身心地投入到中醫人才的培養工作中。

第一節／重視師承

一九七八年，路志正被遴選爲首批碩士研究生導師，數年間，招收培養碩士研究生十二人。一九九一年成爲首批全國老中醫藥專家學術經驗繼承工作指導老師，陸續培養學術繼承人三十餘人。二〇〇三年起，擔任國家中醫藥管理局「優秀臨床人才研修項目」指導老師，培養學生數十人。二〇〇七年開始，作爲中國中醫科學院著名中醫藥專家學術經驗傳承博士後合作指導老師，共培養博士研究生及傳承博士後八人，二〇〇八年被評爲國家級非物質文化遺產傳統醫藥項目代表性傳承人，十年間先後培養弟子百餘人。

在招收研究生尤其是選拔師承弟子時，路志正十分看重那些對弘揚中醫學矢志不渝、甘於喫苦、耐得住寂寞的人。對其是否畢業於名校、職稱高低、所在醫院的層次等並不是特別在意。在他眼裏，招録的不僅僅是自己的學生，更應該是中醫事業的忠實傳承者。他希望通過悉心栽培和臨床歷練，令他們早日領悟中醫之真諦，成爲弘揚岐黄偉業的中堅力量。北京廣安門醫院的高榮林、安徽中醫學院第二附屬醫院的馬駿、江西中醫學院附屬醫院的趙紀生、河北省邯鄲市中醫醫院的高社光，分别於一九八〇年前後考取路志正的研究生或隨其進修，深得路志正學術思想之精髓，畢業幾十年後仍時常得其指導和鼓勵，相繼成爲全國老中醫藥專家學術經驗繼承工作指導老師、博士生導師，是行業内的佼佼者。高榮林作爲廣安門醫院疑難病重點學科學術帶頭人，一直在路志正學術團隊中擔綱重任。

在人才的培養上，路志正幾十年如一日，堅持不懈地强調中醫師承教育的重要性，多次就「師承教育的優缺點」「現行中醫教育體系存在的問題」「師承是有效的教育模式」「『師帶徒』是快捷的教學模式」「師承教育也需要與時俱進」「中醫教育的創新」「人才培養的創新」等問題從不同層面和角度向上級主管部門及中央領導建言獻策，呼吁將師承式教學納入本科教育體系，希望國家給予師承教育現代基礎研究更多的政策扶持和制度保障。自二十世紀八十年代起，路志正多次撰文或在有關方面召開的專家座談會上指出，完善和改革師承教育是中醫文化傳承的重要途徑，並身體力行地將中醫師承教育作爲自己晚年最重要的事業踐行至今。

一九九〇年，國家人事部、衛生部、中醫藥管理局聯合頒發了《關於采取緊急措施做好全國老中醫藥專家學術經驗繼承工作的決定》的三號文件，十年間，分五批爲全國千餘名老中醫藥專家配備了學術繼承人。作爲首批全國老中醫藥專家學術經驗繼承工作指導老師以及國家級非物質文化遺產傳統醫藥項目代表性傳承人，路志正在高興的同時，深感責任重大。由於師承工作屬於非學歷繼續教育，如何在新形勢下做好這項利國利民的大事，從人才的選拔、教學形式和具體内容、考核方法等都需要認真考量。路志正認爲，師承教育的培養目標是在繼承指導老師學術思想、臨床經驗及專長的基礎上，努力提高傳承人自身的臨證水平，使之在融會貫通中形成自己的學術風格和專長，成爲青出於藍而勝於藍的優秀中醫臨床人才；培養學術繼承人的主要形式，應是指導老師的口傳面授。傳承者必須通過踏踏實實地臨床跟診，親身體驗老師的臨床經驗，才能開闊視野並不斷在實踐中增長才幹。

一九九一年九月，路喜素、李錫濤通過選拔成爲路志正的首批學術繼承人。經過三年的跟師學習，二人均以優異成績通過了國家人事部、衛生部、中醫藥管理局專家考評團的答辯和驗收。三年間，他們除每周定期跟師門診、會診外，潛心研讀《内經》《難經》《傷寒論》《金匱要略》等中醫典籍，研究和整理路志正的學術經驗。出師考核時，路喜素所撰寫的《路志正老師學術思想及臨床經驗初探》中，系統總結了路志正對「濕邪致眩」之病因學説、「濕暈」的辨證論治、「濕邪傷人之病發廣泛論」「調中治病論」及其治療疑難病的學術思想，並將跟診三年間所搜集的六百餘例典型病案分門別類，通過路志正對風濕病、糖尿病、眩暈等疾病的辨證論治加以展現，對臨床很有指導意義。李錫濤則通過擷取路志正「重視濕邪、善調脾胃治雜病、擅辨疑難病」的學術精華，結合自己讀書、跟診體會，在高質量地完成《路志正學術思想研究》的結業報告的同時，整理了路志正治療肝（膽）心痛、腎心痛、「更年心」、「燥痹」的臨床經驗，先後寫出幾十篇學術論文。李錫濤出師後，投身於「中西醫結合基因學研究」，成就卓著，二〇一三年擔任「中國人類基因科技産業化聯盟」執行主席，首次提出「中醫基因學」概念，並被國際人類基因組織授予終身成就獎。

一九九七年八月，王九一、蘇曉京、李廷俊、施邊鎮、楊麗蘇、黄斌、劉秉昭等八人成爲路志正的又一批入室弟子。在拜師會上，他高聲領讀師訓，與衆弟子共勉，願爲發展中醫藥學術而自强不息。

二十一世紀伊始，廣東省中醫院爲貫徹實施省政府的「中醫强省」戰略，在全國範圍内選聘一批德高望重的中醫藥專家作爲「繼承國家名老中醫學術經驗指導老師」。杖朝之年的路志正欣然領命，並將廣東中醫藥大學附屬醫院婦科王小雲、内分泌科魏華收入門下。拜師會剛結束，他顧不上休息，便將新收弟子召至身邊，制定教學計劃。此後二年多中，路志正多次通過電話或書信，爲她們引領讀書門徑，指點迷津，還不顧年高路遠，飛赴廣州親臨指導。臨床實習階段，年逾八旬的路志正特意增加出診次數，並利用國慶假期爲其授課。時隔多年，魏華仍十分感恩這段難忘的學習經歷，深有感觸地説，得益於老師的嚴格要求和精心指導，使自己能静下心來，系統閲讀有關「消渴病」和「癭病」的專業醫籍，梳理古今許多相關文獻資料；尤其幸運的是，在老師引薦下拜訪了多位業界巨擘，不僅令自己的專業技能顯著提高，臨證思辨能力也有了質的飛躍。通過跟師臨證，從一個鮮活的案例上體悟到老師的學術思想、用藥規律及特點，也一次次爲中醫治療疑難雜症的神奇療效所折服。二〇〇三年一月初，廣東省中醫院收治了第一例非典型性肺炎（現稱「急性呼吸窘迫綜合徵」）患者。王小雲、魏華多次致電路志正，通報該患者的體質、病因、症狀、治療經過等情況，路志正均給予及時回復，並認真提出指導意見。路志正的建議也引起廣東省中醫院的高度重視，爲充分認識和及時控制疫情貢獻了智慧和力量。

二〇〇三年，爲滿足廣大人民群衆對中醫藥醫療保健的需求，國家中醫管理局啓動旨在培養新一代中醫理論水平高、中醫臨床技能强的「中醫臨床優秀人才研修項目」，由此在業内興起「跟名師、讀經典、多臨床」的熱潮。爲了中醫藥事業的發展大計，路志正不顧年事已高，再次擔綱重任。二〇〇三年八月七日，在國家中醫藥管理局爲切實做好優秀中醫臨床人才選拔工作而召開的「考試委員會工作會議」上，路志正指出：現代中醫教育起步較晚，在培養學生的中醫思維方面做得很不够。應該讓學生多下功夫學習中國傳統文化，瞭解中醫的發展史；要參考過去中醫師帶徒的經驗，力求學習經典的内容及次序合理，且研修過程的具體環節要務實，不能流於形式，不可走馬觀花。否則，三年的時間一晃而過，起不到應有的作用。「優才項目」實施後，路志正又於二〇〇四年二月致信國家中醫藥管理局科教司，就學員培養過程中研讀醫籍具體内容、推薦書目、論文寫作要求等方面提出了自己的建議，彰顯了一位老中醫工作者的責任心和使命感。

高社光、劉建設、蘇鳳哲、張波、劉真、胡元會、劉喜明、李福海、楊悦婭、吴深濤、張永紅等人曾先後跟隨路志正學習。面對這些已經是地、市、縣中醫院院長或學科帶頭人，具有高學歷、高職稱的弟子，路志正語重心長地説：「能够放下繁忙的日常工作，放下自己已有的名氣，放下領導的威嚴，重新拜師爲徒，甘當『小學生』，這種虚心向學的精神，應該就是走向成功的基礎。」鞭策弟子們以「空杯」精神，努力學習，不負韶光。在路志正的精心栽培下，經過三年的刻苦鑽研，高社光在第一批「全國優秀中醫臨床人才研修項目」結業考試中，取得第一名的好成績，蘇鳳哲則獲得「優秀學員」稱號。來自天津的吴深濤在學習期間，編寫出《中醫臨證修養》一書，洋洋灑灑幾十萬字，對廣大青年中醫學子如何「臨證」很有參考價值。高社光還與劉建設聯合撰文，用一個個生動的實例介紹他們跟師學習的體會，總結老師的學術經驗；張波、劉真、李福海等人則爲路志正整理了許多臨床案例及研究資料；蘇鳳哲出師後，又考取路志正的傳承博士後研究生，專門從事其學術思想的研究和整理工作，還獲得首屆中醫藥傳承獎。

二〇〇三年，邊永君、路潔、張華東、王秋風等成爲路志正的第三批學術傳承人。路志正根據幾人的專業及工作性質，將培養重點放在臨床技能的進一步提高上。通過臨床帶教，將自己多年的經驗融入每一個診療環節，借疑難病例的望聞問切、診斷、處方的完整過程，向弟子們展示和傳授中醫四診、遣方用藥及脈案書寫的技巧與方法，使傳承工作變得具體而生動。結業時，邊永君撰寫的《路志正教授治療頭痛學術思想淺識》、王秋風的《路志正教授調理脾胃學術思想淺探》以及張華東的論文，都受到評審專家的好評。

二〇〇八年十月，中國中醫科學院啓動「著名中醫藥專家學術經驗傳承博士後培養計劃」，廣安門醫院也正式建立「名中醫研究室」。路志正受聘擔任博士後指導老師，劉喜明、馮玲、蘇鳳哲三人再次成爲路志正的學生。在該項目啓動儀式上，路志正代表傳承導師做了重點發言，强調中醫是一門實踐性很强的應用科學，歷代名家都是在「勤求古訓，博採衆方」的基礎上，躬身實踐，注重療效，善於總結，千錘百煉而成。勉勵大家多讀書，精研覃思；勤臨證，提高療效。

二〇〇九年七月十七日，路志正教授「授徒拜師會」又一次在廣安門醫院舉行。姜泉、尹倚艱成爲第四批學術傳承人，胡元會、田軍彪、李福海、劉喜明、蘇鳳哲、毛宇湘、周育平、郭世岳等則作爲第三批優秀臨床人拜路志正爲師。經過三年的跟師學習和潛心研究，姜泉、尹倚艱順利結業，姜泉撰寫的《路志正調理脾胃治療風濕病學術思想傳承及臨床應用研究》被評爲優秀論文。胡元會等人也如虎添翼，學術水平更上一層樓。

二〇一〇年八月十三日，路志正在中國中醫科學院中醫藥發展論壇上，作關於「中醫傳承的思考」演講時，結合自己初涉杏林拜師學習以及後來工作的經歷指出：中醫師承教育，自古以來就是培養中醫人才的最佳途徑。這一形式有利於學生在繼承老師學術經驗、技術、特長的基礎上，在實踐中加深對中醫經典的理解和認識。中醫學的實踐性很强，既需要系統理論，更需要踏踏實實地臨床實踐以積累經驗，而師承教育就是能滿足這些要求的最佳模式。只有讓學生多臨證、多實踐，才能做到學以致用，不斷提高臨床療效，才能快出成果、多出人才。

二〇一〇年十一月，路志正致信國家科技教育領導小組副組長劉延東，指出：我國是世界上僅有的中醫、西醫兩種醫療體制并存的國家，這也是我國醫療衛生事業的特色與優勢所在。由於中醫藥學的實踐性很强，幾千年來，形成了與其自身發展規律相適應的理論以及與實踐緊密結合的師承教育模式，對中醫藥「原汁原味」的傳承具有很好的效果。其優勢在於臨證爲本，融醫德、醫理、醫術爲一體，使學生耳濡目染、感悟中醫的深厚內涵以及老師的人格魅力和學術修養。呼吁從國家政策層面尊重中醫的教育規律、教學規律和人才成長規律，將師承教育的形式加以創新，並納入現行中醫教育體系中，從根本上解決中醫藥事業發展之人才「斷檔」問題。

二〇一三年，來自廣東省中醫院的冉青珍、楊利也結束了爲期三年的脱産學習，分别撰寫出《路志正學術思想之「太和觀」初探》《路志正教授「持中央、調升降」理論在心腦疾病的應用研究》的學術論文，爲自己的跟師學習畫上圓滿的句號。

孔子云：有教無類。中醫藥文化博大精深，路志正在人才的培養上也一直秉承廣納天下英才，大力傳播中醫藥文化的理念，先後培養了多名來自日本、韓國、美國、法國、加拿大、德國以及我國港、澳、臺地區的留學生，使他們在學習掌握中醫理論及實踐技能的同時，成爲熱愛中醫、傳播中醫文化的友好使者。例如，日本的平馬直樹博士，通過跟師學習，認識到辨證論治是中醫臨證的精髓，而日本曾一度實行的「廢除漢醫、獨存中藥」的做法是極其錯誤的。平馬直樹學成回國後，開設了自己的中醫診所，並與山本盛曠先生一起創辦了《中醫臨床雜誌》，在日本大力倡導中醫的辨證論治，其診所的門診量也與日俱增。後來，平馬直樹博士還成爲世界中醫藥學會聯合會風濕病專業委員會的日籍理事。一九九一年六月，路志正出訪日本時，平馬直樹聞訊專門舉辦中醫學術座談會，盛邀路志正作了關於中醫辨證論治的專題講座，並爲其雜誌題詞。德國的阿德利亞斯博士也是路志正的「鐵杆粉絲」，曾在寫給路志正的拜師信中寫道：「我曾熱切地尋求一種能彌補西醫缺陷的醫學理論，而中醫在這方面的顯著療效正好符合我的要求，我希望得到正統的中醫學的進修。」身爲西醫外科博士、曾在瑞士首都伯爾尼國家醫院工作多年的阿德利亞斯，爲更好地學習中醫，先後三次漂洋過海向路志正求教。被其執着所感動，路志正收下了這位「洋弟子」。

幾十年間，在路志正的精心培養下，其一衆弟子見賢思齊，奮勇争先，在各自工作崗位上取得了驕人成績。其中，數十人成爲全國老中醫藥專家學術經驗繼承工作指導老師或博士研究生導師。在二〇一九年國家中醫藥管理局推出的中醫藥傳承與創新「百千萬」人才工程推舉活動中，胡元會、姜泉、趙瑞華、魏瑋、劉維、王小雲等六名路志正的親傳弟子從各地評選中脱穎而出，榮膺岐黄學者。

第二節　／　誨人不倦

廣安門醫院自二十世紀七十年代起，就受衛生部委托擔負着爲全國培養「西學中」人才的重任，先後舉辦了數期「西學中班」，路志正一直承擔「西學中」班的教學管理及臨床帶教。爲幫助這些西醫大夫們盡快建立起中醫臨床思維，他經常結合信手拈來的病例，用通俗易懂、生動形象的語言爲大家詮釋深奥的中醫理論，頗受歡迎。

路志正特别重視對學生德行的培養，其治學理念是「善學者繼其志，當仁不讓其師」，希望學生能超越自己。他經常告誡弟子們「做學問要先學做人，要淡泊名利，不慕虚榮，踏踏實實，虚心向學，不得有半點的馬虎和浮躁」，要時刻牢記「我們面對的是患者，生命大於天」。「對患者要有同情心，要急患者所急，想患者所想，力争讓患者花最少的錢，用最短的時間把病治好。」一九八六年六月，其在《勸學箴》中寫道：「醫爲仁術濟世救人，進德修業貴專在勤。基礎雄厚葉茂根深，謙虚受益滿則招損。對待患者看作至親，貧富貴賤一視同仁；詳爲辨證論治細心，熟知藥性升降浮沉；歸經合和配伍方陣，功能主治銘記在心；辨證投劑效自通神，持之以恒良醫可臻。」充分反映出其對弟子的希冀及對爲醫者的要求。

路志正認爲，醫道有工巧之分，修悟有堂室之别。做一名中醫很難，做一名優秀的中醫更難。不僅要具備十分扎實的理論功底，還需要有很强的自學能力和良好的讀書習慣。四大經典是中醫學的源頭活水，必須精通之。金元以降，杏林百花齊放，百家争鳴，才迎來中醫學術上的大繁榮。所以，要求弟子在熟讀經典的基礎上，盡可能多地涉獵各家學説，培養自己的中醫思維模式，真正掌握中醫辨證論治的思路和方法。古人云「醫者，易也」，要成爲一名高素質的中醫人才，必須學好集中國古代哲學之大成的《易經》《道德經》《論語》等，這些國學典籍中所藴含的天人合一、整體恒動、陰陽消長、虚實盈虧、生生不已等客觀規律，示人以學習、認識中醫的方法與規矩準繩。唯能真正參悟其中的哲理，方可洞悉天地之道，掌握中醫的精髓，築牢中醫理論基礎，並自覺地以之指導臨床實踐。

路志正常説，學醫不可不讀書，亦不能死讀書，一定要善於發現問題，並有抓住問題、務求解決的韌勁兒；特别是要有不耻下問的精神，萬不可虛與委蛇，不懂裝懂。同時，路志正也經常告誡學生不可忘「本」，要時刻牢記自己姓「中」，堅持用中醫思維統領和規範自己臨床工作的各個環節。

爲了引導弟子們處理好「博」與「精」的關係，路志正反復强調：既要博覽群書，又必須結合臨床實際，要及早確立研究目標，認準方向，堅持不懈地深入研究，做到由博返約。否則，極易流於博而不精則雜，或精而不博則陋的尷尬境地。路志正説，自己年輕時曾在農村行醫多年，所診治疾病的範圍頗廣，尤以温病和脾胃病居多。一九七三年回歸臨床後，深切體會到内科與專科是博與約的關係，作爲新時代的中醫内科大夫，必須與時俱進，既要具備大内科的扎實基礎，也要有善治專科疾病的高超本領，唯有真正做到由博返約的人，才能在臨床上游刃有餘，成爲術有專攻的蒼生大醫。

路志正治學嚴謹，在育人過程中，雖無門户之見，也不反對學生認真鑽研西醫知識、搞實驗研究。但有一點，始終容不得有半點含糊，那就是所有研究的最終目的必須是服務於中醫臨床，不能僅僅滿足於獲取實驗數據，要踏踏實實地做臨床調研。爲了研究濕邪致病的廣泛性，他曾利用自己出訪瑞士、英國、泰國、菲律賓以及我國港、澳、臺地區的機會，深入調查當地氣象條件、飲食習慣、居住環境等與濕病發生的關係，認認真真地記下了幾大本筆記。一九八七年，路志正指導其八五級碩士研究生李連成赴河北省石家莊市對濕病中的「濕阻病」進行流行病學調查。經過數月深入細緻且十分煩瑣的工作，取得了許多第一手資料，完成《濕阻的辨治》碩士論文。其中，病因學調查顯示：飲食有節和飲食不節者，「濕阻」的發病率分别爲百分之六·四二和百分之二十二·五七，存在顯著差異。而已患「濕阻病」的人群中，半數以上都源於飲食不節。基於此，强調無論預防還是治療「濕阻病」，都必須重視調整飲食。

爲了研究痛風的病因，路志正曾親赴浙江與杭州武警醫院合作，建立痛風專病門診，並通過重點對一百例痛風患者的臨床觀察，掌握了翔實的資料。在此基礎上，撰寫出學術論文，在國際痛風學術研討會上進行大會交流。這種率先垂範的治學精神，也深深地影響、感染着一批又一批的學生。

畢業於南京中醫學院（今南京中醫藥大學）的龔欣榮在基層工作多年，雖然積累了一定的臨床經驗，但對於疑難病症的處理，仍時有思路局限的困擾。在廣安門醫院進修時，曾在路志正親自指點下治療一蘆姓鼻衄患者。一診時，龔欣榮根據患者無明顯誘因而鼻流鮮血（每次約一百毫升）三天，伴口干而渴、鼻燥、頭痛、舌暗紅、脈弦數等。辨爲風熱犯肺，肺失清肅，傷及陽絡。擬用桑葉十克，菊花十克，白茅根十五克，黄芩十克，藕節十克，牡丹皮十克，茜草十克，甘草六克。路志正診視後，於原方中加入生石膏（先煎）十五克，生大黄（後下）三克。三天後患者復診，衄止，仍頭昏，脈弦小數。欲再施瀉肺清熱法，路志正則改用沙參二十克，麥冬十二克，生石膏（先煎）二十克，竹葉十克，半夏十克，炙甘草六克，以善其後，並耐心講解道：初診依鼻衄、頭痛，辨爲風熱犯肺，大法不誤，但胃脈挾鼻，患者鼻干口燥而喜飲，當兼胃熱；況其舌暗紅，已非風熱犯肺之象，故宜增加清瀉胃火之品。生石膏清肺胃之熱，生大黄瀉火滌腸，且祛瘀生新，有活血止血之妙用。如《金匱》治療熱盛吐血、衄血之瀉心湯，臨床用之，每投必驗。二診時，肺胃鬱熱減輕，但陰津已傷，故遵仲景之竹葉石膏湯化裁，以清肺火、養肺陰。須知急症之病情變化迅速，不可拘泥於「效不更方」之說，應注意隨症變通。寥寥數語，啓悟解惑，真是「聽君一席話，勝讀十年書」。

自二十世紀九十年代起，路志正在培養研究生的同時，每年還親自指導「師帶徒」及學術經驗傳承人十餘人。面對衆多學生和師承弟子，審閲論文是一項十分繁重的工作，但他總是一絲不苟地對待。從題目、摘要、内容，到遣詞用句、標點符號，甚至連引文都一一核實，務令其準確無誤。其中，多位學術繼承人及「優才計劃」研修者的論文，路志正都是用放大鏡一頁一頁地審閲、修改。

「落紅不是無情物，化作春泥更護花。」二〇〇五年，路志正與鄧鐵濤、朱良春、任繼學等幾位當代中醫泰斗級人物，共同發起在江蘇南通市召開「首届著名中醫藥學家學術傳承高層論壇」。全國三十餘位耄耋之年的中醫界翹楚帶領數百名親傳弟子匯聚静海，「承接岐黄薪火，傳承中醫衣鉢」。這一「名師與高徒」的盛會，又分别於二〇〇六年和二〇〇七年在廣州召開過兩屆。通過交流、分享各地在中醫師承教育中的經驗，表彰成績突出的中醫名師及高徒，有力推動了中醫藥學術傳承工作的進行。

路志正認爲，中醫藥是在包容、開放、創新中不斷發展、完善起來的，對世界人民的健康做出過偉大的貢獻。作爲中醫傳人，不可妄自菲薄，更不能搞民族虚無主義，跟在别人後面爬行。只有建立起自信心，才能學好中醫，並不斷發揚和光大。二〇〇六年，路志正在中國中醫科學院科學技術大會上致辭時强調：中醫藥只有在繼承中創新，在創新中發展，才能在不斷發展中得到永續。中醫藥的創新，既要源於臨床實踐，又需最終回歸臨床實踐，只有在臨床實踐中才能體現出其創新的價值。

二〇〇八年，路志正被國家中醫藥管理局評爲全國老中醫藥專家學術經驗繼承工作「優秀指導老師」。在多年的帶教中，他總結出五條經驗：首先，指導學生踏踏實實讀好經典。第二，做好臨床帶教，注意每一位學生基本功的錘煉。從望神、驗舌、診脈到問診，每一個環節都要手把手地教授，令其逐一體會，進而指導學生四診合參，去粗取精，去僞存真，分清主次，準確辨證，然後確立治則、治法並遣方用藥。第三，點評、修改學生的處方，破解僵化的思維模式，糾正臨證中的缺陷；及時就每一個修改過的病例展開討論，詳解修改的理由，使學生們心有所悟。第四，開展「診餘漫談」，這種師徒間的「閑聊」，常常可以碰撞出許多思維火花，令學生們印象深刻。第五，教學相長。路志正堅持認爲，中國自古重視的尊師重道，絶非僅限於禮節、學術上的尊敬，還應包括教學相長，切磋琢磨，共同提高。在科學技術飛速發展、知識快速更新、信息爆炸的今天，爲師者更應與時俱進，勤學不倦，做好表率。路志正十分推崇清代葉天士廣拜名師，兼取衆長的從醫經歷，倡導「轉益多師」，盡可能地豐富、充實自己。二〇〇九年路志正學術經驗傳承工作室，因成績卓著，被評爲「全國首屆先進名醫工作室站」。前衛生部部長王國强也用「甘爲人梯，誨人不倦」，褒獎路志正多年來堅持臨床親自帶教，重視中醫人才培養所做出的貢獻。

二〇〇八年七月，由中華中醫藥學會主辦的「讀中醫經典，學中醫名著」讀書活動，受到老一輩中醫藥工作者的高度贊賞。干祖望、任繼學、鄧鐵濤、朱良春、何任、張大寧、張學文、李輔仁、唐由之、路志正、顔正華、顔德馨等十二位名老中醫共同致信全國中青年中醫藥工作者和學生，殷切期望年輕一代中醫人牢記：經典是中醫的「根」，歷代各家學説是中醫的「本」，臨床療效是中醫的生命綫，「仁心仁術」是中醫的「魂」，德才兼備是對蒼生大醫的嚴格要求。只有努力學好傳統文化，才能在未來肩負起發展中醫藥事業的歷史重任。

第三節　／　八方弘道

中醫中藥，是中華民族對世界文明最偉大、最重要的貢獻之一。自二十世紀八十年代起，路志正先後受邀出訪或奉派參加醫療活動到日本、泰國、馬來西亞、新加坡、英國、法國、瑞士、比利時、美國、菲律賓、摩納哥等二十幾個國家以及我國的港、澳、臺地區，作爲一名中醫使者，他努力將博大精深的中醫藥文化播撒至所到之處。

一九八三年十一月，路志正赴泰國進行學術交流和醫療工作時，熱心指點當地中醫，並在曼谷皇家公園爲市民義診，宣講中醫養生防病常識。根據《靈樞·師傳》之「入國問俗，入家問諱，上堂問禮，臨病人問所便」，他利用工作之餘，對泰國的地理及氣象特點、風俗習慣、衣食住行等因素對疾病的影響進行調研，撰寫出《泰國曼谷地土方宜與發病關係刍議》一文。此文寫成後，治學嚴謹的路志正深恐其未必盡合泰國之實情，故未倉促發表。直到四年後再赴曼谷參加「泰中中醫藥學術交流大會」時，將文稿交予泰國天華醫院中醫部主任麥竹軒等當地中醫同道審閱，獲得首肯後才刊登於曼谷的《新中原報》。泰國工商總會主席方德傳博士讀後深有感觸，還專門發表評論文章表示贊賞。

一九八七年初，菲律賓僑領蔡聰妙之父患病，生命垂危，衛生部委派路志正赴菲律賓救治。經過三個月的精心治療，患者終於轉危爲安。在菲律賓期間，路志正熱心爲當地華人、華僑義診，獲「妙手回春，實乃國寶」之美譽。完成任務回國後，蔡聰妙曾專門致信衛生部，感謝路志正的宅心仁術，稱其在菲律賓期間爲祖國贏得了榮譽，希望能再次邀請其訪問菲律賓。

一九九一年，路志正受邀赴馬來西亞進行爲期三個月的講學。其間，聽聞我國南方地區遭受嚴重洪澇災害，遂與當地中醫一起在吉隆坡富都廣場開展義診，在服務當地百姓、宣傳中醫基礎知識的同時，爲災區募捐；還聯合當地十五位中醫師到「循人中學」義診兩天，將全部收入交給校方，作爲擴建校舍之用，以實際行動消除了當地百姓因某些打着「中醫旗號」招摇撞騙之輩而對國内中醫産生的誤解。馬來西亞《南洋商報》爲此專門刊登了紀實報導，盛贊中國中醫專家弘揚中醫藥文化的義舉以及仁愛之心。同年十月，路志正參加在吉隆坡舉辦的第六屆亞細安中醫藥學術大會暨國際傳統醫藥新成果博覽會，並作題爲「中醫藥學的繼承與創新」的學術報告。此後，路志正多次在《南洋商報》作「現代中醫藥研究」「中醫推拿」等專題學術講座，參加者甚衆。路志正以其淵博的學識、豐富的臨床經驗以及謙和、自律、仁愛的高尚品格，贏得當地中醫同行及民衆的敬重，還被聘爲馬來西亞馬中厦大中醫學院名譽院長。

一九九一年四月，路志正應邀出訪日本，在東京受到東方醫學會理事長浦田春一先生的熱烈歡迎，並就「經方的應用」等問題與日本同仁進行了廣泛交流。

一九九一年六月，路志正作爲衛生部國際交流中心「辨證應用中成藥教材編寫訪日代表團」成員再次訪日，並應邀參加了學生平馬直樹舉辦的中醫學術座談會。

一九九二年，路志正在北京召開的首届國際中醫心病學術會議上作「肝心痛證治」大會發言，就肝心痛的定義與範圍、肝心痛的發病機制、辨證論治臨床思路與方法等作詳細介紹。

一九九二至二〇〇〇年，路志正連任四屆臺灣地區陳立夫中醫藥學術奬協助委員會中國大陸委員。他以中醫藥爲媒介，持之以恒地弘揚中華優秀傳統文化，通過民間的學術交流及醫療服務，爲增進兩岸同胞的民族認同感貢獻力量。

一九九三年，在美國舉辦的東方醫學學術交流大會上，路志正作「中醫對糖尿病的辨證論治經驗」學術報告，系統梳理了歷代醫家對糖尿病的認識，並就其病因病機、辨證論治、情志調攝、合理飲食、控制烟酒、不妄作勞等方面闡述了自己的觀點。隨後，在美國「國際及東方醫學學術針灸學術會議上」，路志正又作了「針藥並用辨治糖尿病」的大會發言。

一九九五年九月，路志正在臺北召開的「海峽兩岸中醫藥學會中西醫結合暨繼續教育研討會」上，作「糖尿病的辨證論治簡介」的學術報告。之後，在會議舉辦方舉行的「兩岸慢性病中西醫結合防治座談會」上，他呼吁兩岸的中醫藥同仁珍惜共同擁有的千年文化瑰寶——中醫藥學，相互學習，取長補短，團結合作，共同研究，提高防治糖尿病等慢性病的水平，造福兩岸同胞。

一九九六年，在澳門召開的「國際中醫藥學術研討會」上，路志正作「調理脾胃法在内科臨床中的運用」的學術報告。他通過胸痹、心痛、眩暈、多寐與不寐、膽石症等多個鮮活、具體的臨床案例，闡明調理脾胃法不僅用於脾胃病的治療，亦是治療其他多種疾病的重要方法。

一九九六年，路志正在北京召開的「首届國際中醫風濕病學術研討會」上，作「燥痹的辨證論治」的學術報告，系統回顧了自己多年來對「燥痹」的研究。在闡述燥痹的源流、病因病機、診斷要點、辨證論治、用藥特點的同時，與大家分享了有代表性的驗案，受到與會代表的極高評價。

一九九六年四月，路志正赴日本參加日中「活血化瘀學術交流研討會」。

一九九六年，路志正在北京召開的第二届糖尿病國學學術會議上，作「路志正治療糖尿病的學術思想與醫療經驗」的大會發言。他指出：陰虛是導致糖尿病患者胰島素缺乏的重要條件，陽虛是糖尿病發生的重要因素，脾腎兩虛、氣血生化乏源、水精失於敷布，是導致糖尿病發病的根本所在。强調治療糖尿病，重在調理脾胃。

一九九七年，路志正在法國巴黎召開的「歐洲中醫藥學術會議」上，作「中醫藥學對世界人民之防病保健事業的貢獻」的大會發言，提綱挈領地回顧了中醫藥在朝鮮、日本、印度、越南、阿拉伯諸國以及歐洲大陸的傳播和影響，以無可辯駁的事實，展示了中國中醫藥學從古到今爲世界醫學發展、人類文明傳播以及爲世界人民的健康福祉所做出的貢獻，反響十分熱烈。

一九九七年在福建泉州召開的「第四届東南亞中醫藥學術研討會」上，路志正作「論中醫病證的研究思路與方法」大會發言。就中醫病名的規範化研究、證候名稱的規範化及證候標準的研究途徑、病證結合研究的思路等熱點問題提出了自己的意見與建議。

一九九七年六月，路志正在北京通過互聯網與日本同行共同對一名重症「眩暈」患者實施遠程會診，最終使之得以痊癒，獲得東瀛同仁的一致好評。

一九九七年十月，在法國巴黎召開的「世界中醫學會第二届學術年會」上，路志正作「中醫學對世界醫學的貢獻」的演講，通過對中西醫學基礎理論體系、臨床思維方法、藥物來源及特點、給藥途徑及用藥方法等方面的對比，彰顯了中醫崇尚「治未病」、整體觀念、三因制宜、辨證論治以及「以人爲本，以病爲標」等先進理念，指出這正是在世界其他各國的傳統醫學幾近消亡之時，中國的中醫藥事業仍能保持勃勃生機的根本原因。

一九九八年在日本神户召開的日本中醫藥研究會第六次全國代表大會上，路志正作「學無止境，勇攀高峰」的特別演講，受到五百多位與會代表的高度評價。

一九九八年三月，路志正受衛生部指派，在北京釣魚臺國賓館爲來訪的莫桑比克共和國總統希薩諾及夫人診病。總統夫人是位西醫，曾通過中國援非醫療隊的醫生學過一些中醫知識，瞭解中醫脈診的「神奇」。仿佛特意要考驗一下中國專家的脈診技能，總統夫人絶口不提自己有何不適，只伸出手腕，静待醫生診脈。路志正憑藉扎實的基本功和幾十年積累的豐富經驗，經過舉、按、循三部九候，很快道出了她的主要所苦，令總統夫婦對中醫藥學的博大精深以及路志正的精湛醫術讚嘆不已。

一九九九年，路志正出席在摩納哥召開的「第二屆國際替代醫學大會」，並在大會上做「類風濕關節炎的辨治經驗」的學術報告，這是我國中醫學者首次出現在國際替代醫學大會的演講臺上。路志正對類風濕關節炎辨治的理、法、方、藥，尤其是治療宜忌的詳盡論述，讓與會代表見識了中醫藥學的深厚底蘊和中醫治療疑難病症的神奇療效。

一九九九年，路志正在香港特區召開的「第二屆國際中醫風濕病學術會議」上作「痛風病芻議」的大會發言。指出對痛風之病因病機的認識，不可拘泥於「風寒濕三氣雜至，合而爲痹」的外因致病説，因爲風、寒、濕、熱、毒等外邪，只是在内因致病前提下的誘因。而内因對痛風之發病至關重要，主要包括：血中有熱，污濁凝澀；飲食不潔，酒色過度；情志不暢，傷腦動神等。强調痛風之治療，尤需謹守飲食宜忌。

二〇〇〇年五月，路志正應邀赴瑞士索倫圖恩市「中華傳統醫學中心」進行醫療活動。期間，路志正應邀在該市議政廳作中醫科普講座，盛況空前，路志正與聽衆展開互動，簡要介紹了中醫學「整體觀念」「三因制宜」「辨證論治」「治未病」等先進理念，使聽衆對古老的東方醫學產生了濃厚的興趣。

二〇〇〇年九月，路志正再次赴泰國參加學術會議，作「類風濕關節炎的辨治經驗」的學術報告。

二〇〇三年十一月，路志正赴英國倫敦參加首屆中醫藥國際大會，並作「燥痹的辨證論治」的大會發言，其有關「外感燥邪，或過服温燥之品傷陰，或素體陰虛鬱熱，尤其是脾胃失調，津液運行輸布障礙，筋骨關節、肌肉皮膚失養，燥痹由生」以及「燥勝則干，久成燥毒」的觀點，令與會代表耳目一新。

二〇〇四年，路志正出席在香港特區舉辦的「名醫名方學術研討會」並作學術講座，獲得由香港理工大學頒發的紀念章。

二〇一〇年前後，路志正還多次受衛生部指派，在國臺辦工作人員陪同下，爲訪問大陸的臺灣地區政要診病。其精準的辨證用藥尤其是每每覆杯而愈的療效，受到贊譽。

第四節／勇於擔當

在漢語中，「擔當」是一個頗爲神聖的詞彙，意爲「接受並負起責任」。擔當，不僅是一種態度，更需要切切實實的行動。《道德經》第六十三章云：「圖難於其易，爲大於其細。天下難事，必作於易；天下大事，必作於細。是以聖人終不爲大，故能成其大。」路志正弱冠之時即在農村行醫，十分瞭解普通百姓對中醫藥的需求。中華人民共和國成立後，路志正有二十餘年從事醫政工作的經驗，回歸臨床後又擔任中央保健特聘中醫專家多年，並連續三届任全國政協委員。這些非同尋常的履歷，使具有强烈責任心和使命感的路志正，能以更博大的胸懷、更寬廣的視野以及更高遠的格局，在對中醫藥事業的持續關注中發現問題、思考問題，並在多個重要「節點」就一些關鍵問題建言獻策，與全國各地多位老中醫藥專家一起，成爲我國中醫藥事業最忠誠、最具影響力的「衛道士」。

早在一九八一年十一月，中華全國中醫藥學會由任應秋主持在北京召開部分專家學者座談會時，路志正就與任應秋、耿鑒庭、劉渡舟、王綿之、程莘農、顏正華、方藥中、程士德、焦樹德十位參會的中醫藥專家一起向國務院進言，提出四條關於促進中醫藥事業發展的建議。第一，建議中央通過中醫藥工作檢查，總結經驗教訓，制定新形勢下切實可行的措施，保證中醫藥事業的健康發展。第二，建議將中醫藥管理工作從衛生部分離出來，成立「中醫藥總局」，直接隸屬國務院領導，以利於中醫政策的制定和中醫藥事業健康、穩步發展；建議各省市成立相應的專門機構，加强對中醫藥的管理工作。第三，建議對中醫藥工作進行立法，保證其工作的開展。第四，明確中醫醫院、中醫學院、中醫研究單位今後工作的方向是「以中醫爲主，先中後西，能中不西」。這些凝聚着老一輩中醫藥工作者心血的建議，對一九八二年我國《憲法》修改時增補發展中醫藥的内容尤其是對後來國家中醫藥管理局的成立，居功至偉。

一九八四年四月，何任、李克光、丁光迪、張燦玾、歐陽錡、徐國仟、李今庸、沈炎南、凌耀星、路志正、史常永等十一人在參加衛生部組織的中醫古籍整理會議期間，向當時的中央主要領導上書：希望加强黨中央對中醫藥工作的領導；呼吁建立獨立的中醫藥管理系統，成立國家中醫藥管理總局，各省、市、縣成立相應的管理機構；各級中醫藥管理機構和事業單位，必須由中醫藥内行擔任領導；制定中醫藥事業實施法；給予中醫藥事業財力、物力的支持，以保證按比例地發展。

老一代中醫藥工作者們堅持不懈的努力，使相關提議内容受到國家決策層的重視並逐步得以落實。經過數年的論證，一九八六年一月，國務院常務會議做出了「成立國家中醫管理局的決定」，改變了中醫工作長期以來所處的從屬與被動地位。

一九八七年黨的十三大之後，黨和政府開始進行一系列政治體制改革。其中之一，就是精簡機構，克服官僚主義，提高工作效率。針對國家中醫管理局成立後，一些地方中醫管理機構遲遲不能建立，使全國中醫管理工作上下脱節以及中醫與中藥管理部門長期分而治之、各有歸屬、難以協調發展的亂象，路志正認爲，這種「高位截癱」、政令不暢的局面若得不到及時改變，剛成立的國家中醫管理局將很難維繫。在一九八八年的「兩會」期間，他多方奔走，還找到當時中醫界最年輕的人大代表唐祖宣，懇請他在事關中醫藥事業前途和命運的關鍵時刻，勇於發聲。在政協七屆一次會議上，路志正聯合參會的劉志明、程莘農、顧伯華、魏龍驤、凌一揆、哈荔田、張鏡人、邱茂良、王孝濤、周超凡、施奠邦、呂炳奎、王綿之、王玉川、楊甲三等十六位委員向大會提出「關於盡快建立、健全省（自治區、直轄市）一級中醫藥管理機構的提案」，並作了「健全中醫管理機構，改革中藥管理體制」的大會發言，詳細闡述了成立中醫藥一體化管理機構對促進中醫藥事業全面發展的重要性，建議將原本隸屬於國家醫藥管理局的中藥管理分離出來，成立直屬國務院的國家中醫藥管理局，統一管理全國的中醫藥事業。一九八八年底，國務院發文將國家中醫管理局更名爲「國家中醫藥管理局」，從而結束了中醫與中藥管理長期各自爲政的局面，也迎來中醫藥事業發展的第二個春天。

春風微拂，乍暖還寒。政協七屆一次會議後，路志正通過深入調研發現，大多數省市仍未及時成立獨立的中醫藥管理機構，有的甚至削弱了對中醫的領導和扶持。他深知中醫藥事業發展的不易，此種境況若得不到改觀，中醫藥事業焉能快速發展？他奮筆疾書，寫出關於「建立、健全省（自治區、直轄市）一級中醫藥管理機構」的提案，提交七屆二次全國政協會議審議，很快引起國家相關部門的關注。國家人事部在一九八九年八月十七日給路志正的回函中指出：「發展我國中醫藥事業問題，目前已引起中央有關領導同志的高度重視。最近，國務院召集十六個部門負責同志進行了研究。會議要求各地人民政府在新的形勢下應切實加强對中藥工作的領導，支持中醫藥事業發展。」

一九九〇年「兩會」之後，在國家調整、精簡機構的大環境下，成立不到二年的國家中醫藥管理局依然有被邊緣化的可能。正在爲編寫《名醫學術經驗集萃》一書相聚長春的路志正、鄧鐵濤、方藥中、何任、焦樹德、張琪、步玉如、任繼學等八位全國著名中醫藥專家深感茲事體大，關乎中醫藥事業的持續發展。經過認真商議，於一九九〇年五月三日共同起草了給江澤民總書記的一封信，呼吁：「第一，國家中醫藥管理局祇能加强，不要削弱；第二，盡快建立各省市中醫藥管理機構；第三，『八五』期間，中醫專款不應低於『七五』水平；第四，保護和開發中藥資源，由國家中醫藥管理局統一管理。使中醫藥工作真正能按照黨中央、國務院指示的精神，迅速健康地向前發展。」這就是在中醫界著名的「八老上書」。

一九九三年「兩會」期間，王綿之、王玉川、路志正、趙紹琴、程莘農等二十二位政協委員以及董建華、唐由之、申甲球、李國橋、高德等三十位人大代表，分別提交了關於「進一步健全和加强國家中醫藥管理機構」的提案和議案。這些中醫界的代表和委員們認爲，一九八八年國家中醫藥管理局成立後的五年，是中醫藥事業克服各種困難繼續穩步前進的五年，是中醫中藥相互結合并逐步發揮出結合優勢的五年，是中醫藥進一步受到世界人民歡迎并大踏步走向世界的五年。實踐證明，國務院設立國家中醫藥管理局的决定是正確的。中央機構編制委員會於一九九三年五月二十二日回復時指出：考慮到中西醫醫療事業協調發展和中醫藥自身的發展規律和特點，在這次機構改革中，决定保留國家中醫藥管理局，由衛生部管理；保留專項資金渠道；在一定範圍内可單獨行文和開展對外合作交流。

此後，國家中醫藥管理局真正開始統管全國中醫藥工作，健全、理順了中醫藥工作的組織結構，逐步扭轉了因管理機構上下脱節而造成的「高位截癱」狀况，有力促進了全國中醫藥事業的穩步發展。

許多年後，路志正在談及國家中醫藥管理局成立的艱辛過程時十分感慨地説：如果没有黨和政府的領導與支持，没有老一代中醫藥工作者及醫政人員的執着與堅守，没有廣大中醫人的共同努力，就不可能真正迎來我國中醫藥事業的快速發展。

一九九八年「兩會」期間，路志正聯合王綿之、張鏡人、施奠邦、裘沛然、周超凡、顏德馨、王孝濤、董建華、陸廣莘等十位人大、政協委員，就中醫藥事業發展的相關内容提交議案和提案，並於三月十一日上書當時的國家領導人江澤民、李鵬、朱鎔基、李嵐清、吴邦國等，在感謝黨和政府對中醫藥事業重視的同時，呼吁國家着力加强對中藥材市場整頓，促進中藥飲片技術進步，重視中藥現代化但不是簡單的「西化」，謹防重走「廢醫存藥」的老路；呼吁確保「獨樹一幟的中國醫藥學」在世界傳統醫藥領域的主導地位，爲世界衛生保健做出應有的貢獻；熱切盼望在國家藥品管理局的機構設置與人員配置特別是領導班子的配置上，選配既懂中藥知識又掌握現代藥品專業與管理知識，理解並認真貫徹黨的中醫藥政策且能與醫療界進行良好溝通的同志擔任，最大限度地發揮中醫藥一體的優勢，確保中醫藥在我國醫藥衛生工作中的地位並真正做到「藥爲醫用，醫知藥用」。同年八月十一日，鄧鐵濤、任繼學、張琪、路志正、焦樹德、巫君玉、顔德馨、裘沛然等八位老中醫，致信朱鎔基總理，就中醫藥事業改革與發展中的關鍵問題再次建言獻策，殷切盼望黨和政府繼續支持和推動中醫藥事業的穩步發展。

在新形勢下，路志正以其敏鋭的目光，抓住「中醫臨床與繼承」這一重大問題，先後撰文就「中醫臨床丟了什麼」「臨床教學令人擔憂」「加强臨床教學工作中的繼承工作」以及「中醫教學與繼承」等發表意見，指出任何一門自然科學都是在繼承前人理論和實踐的基礎上逐步發展起來的，中醫更不例外。但時下中醫的精華却被有意、無意地丢棄了，在臨床繼承方面的問題尤其突出。主要表現在中醫院病房中藥使用率明顯下降，未能堅持「能中不西，先中後西」的用藥原則；遣方用藥缺乏中醫理論的指導和規範，中醫臨床陣地逐漸縮小，中醫大夫辨證論治水平下降，丢了老中醫查房制度等六個方面。認爲若不能予以重視並及時糾正這些問題，中醫學術將日益萎縮，振興中醫將會成爲一句空話。解决之道，首先須明確中醫院的辦院方向，從制度上落實中醫醫院必須以中醫醫療爲中心，中醫研究院必須以中醫研究爲中心，將所有中醫人的目標統一到中醫事業的繼承和發揚上；必須繼承、發掘包括内治、外治、針灸、推拿等在内的中醫傳統治療方法，尤其對名老中醫經驗要進行搶救性繼承，逐漸恢復老中醫查房制度，營造各種流派并存、學術獨立發展、百花齊放、百家争鳴的良好氛圍，建議以名醫列傳的形式弘揚名老中醫的學術經驗；

恢復中醫理論温課制度，並通過必要的考核予以保障；强調振興中醫，人才是關鍵，教育是根本。

二〇〇三年，突如其來的「非典」，迅速蔓延全國各地，海外多個國家和地區亦有發病。我國迅速啓動了重大傳染病防控機制，但中醫藥治療却未被納入其中。面對疫情，廣大中醫藥工作者心急如焚，北京中醫藥學會和中國民族醫藥學會迅速作出反應，在北京召開了「中醫防治非典座談會」。會上，前中醫司司長吕炳奎宣讀了他和路志正、焦樹德等幾位老中醫共同起草的給温家寶總理的一封信。指出：千百年來，中醫在治療瘟疫等急性熱病過程中積累了豐富的經驗，其在抗擊「非典」中，也必定能大有作爲。會後，此信由路志正設法呈交給中央相關領導。二〇〇三年五月八日，擔任全國防治「非典」指揮部總指揮的吴儀副總理，召開在京知名中醫專家座談會。會上，路志正率先發言，指出衛生部頒佈的防治「非典」方案中，衹提到可以用中藥治療，卻隻字未提「中醫」，可見對中醫的不重視。要知道中藥飲片衹是中醫治療疾病的「武器」，而能正確、合理使用「武器」，必須也只能靠廣大中醫臨床工作者。若沒有醫生的參與，失去了辨證用藥，一切都是枉然。吴儀副總理聽取大家發言後表示：支持中醫到防治「非典」第一綫。當天下午，各地的中醫大夫就紛紛進入「非典」病房。此後，才有了小湯山醫院人人服中藥、死亡率下降、治癒率上升、並發症明顯減少的良好局面。中醫藥的參與，是中國内地「非典」防治工作的一大亮點，對於及時遏制肆虐的「非典」病情，使中醫有機會在重大疫情中展示其卓越的臨床療效，發揮了重要作用。而路志正也因在抗擊「非典」的關鍵時刻所發揮的重大作用，繼二〇〇三年七月被中國科學技術協會評爲「全國防治非典優秀科技工作者」之後，又於二〇〇九年獲得由中華中醫藥學會急診分會頒發的「急症工作突出貢獻獎」。

二〇〇七年三月，路志正與任繼學、鄧鐵濤、顏德馨、張琪、朱良春、吉良晨、呂玉波一起，就中醫藥事業發展相關問題致信吴儀副總理，呼吁要遵循中醫藥本身的學科特點和人才成長規律，改革現行的中醫教育體制，加强中醫特有的傳承教育模式；並再次呼吁一定要保持中醫和中藥管理職能的統一，並列舉了中醫、中藥各行其道、政令不一的弊端；同時建議還中醫之「膏、丹、丸、散」的「製劑權」，爲中醫藥事業發展營造更加寬鬆的創新環境。

二〇〇九年五月，路志正與多位老中醫一起，再次就「完善中醫藥管理體制」問題致信温家寶總理，指出現行中醫藥管理體制存在的問題，並就在現行法律、法規框架下修正、明確中醫藥管理職能提出了建議。

二〇〇九年春，「禽流感」洶洶來襲，年近九十的路志正，密切關注着醫學界對該病防控的進展。在認真查閱各方面資料、分析北京地區的疫情後，結合自己多年治療温病的經驗，指出其主要病機符合衛生部頒佈的防控指導意見中的「毒犯肺胃」，並提供了由荆芥穗十克、藿香（後下）十克、紫蘇葉（後下）十克、柴胡十五克、前胡十二克、薑半夏十克、茵陳十二克、黄芩十二克、炒杏仁八克、炒薏仁十五克、炒枳實十五克、甘草八克組成的基礎方，供臨床醫師參考。

二〇一〇年十一月，出於對中醫傳承和發展的高度責任感，路志正致信劉延東副總理，剖析現行中醫教育與人才培養中存在的問題，並提出改進建議。李克强總理批閱後指出：「促進中醫藥繼承和創新，培養更多人才十分重要。」

二〇一二年三月，路志正就中藥材資源及質量問題上書劉延東副總理，懇請政府重視道地藥材的種植、加工、産品開發，並支持建立「道地藥材持續利用國家重點實驗室」，以利於解決中藥資源可持續利用問題，更好地發揮中醫藥在維護人類健康中的作用。

河北是路志正的故鄉，也是其杏林追夢並開始懸壺濟世的地方。然而，作爲中醫藥的重要發祥地之一，中華人民共和國成立後，河北中醫教育的發展並不盡如人意，河北中醫學院更是命運多舛，幾經浮沉。直到二〇〇九年，名醫輩出的河北省居然是全國少數幾個没有獨立中醫院校的省份之一。對此，路志正深感痛惜，於二〇〇九年九月九日，以一個「老中醫藥工作者」的身份，致信河北省、教育部及中央領導同志，支持河北中醫藥同仁所提出的關於盡快「恢復河北省中醫學院獨立建制」的報告。認爲先前將河北中醫學院並入河北醫科大學之做法，不利於河北中醫事業的可持續發展，不利於中醫藥人才的培養及與兄弟院校的學術交流，不利於河北的中醫走出國門，也難以滿足日益富足的當地人民群衆對衛生保健工作的需求。二〇一三年四月，聽聞恢復河北中醫學院的消息，路志正喜上眉梢。一直關注家鄉中醫藥事業發展的他還於九十九歲高齡時，揮毫潑墨，爲河北省中醫院院史館親筆題寫了館名。

二〇一六年六月，路志正就中醫人才培養問題再次致信劉延東副總理。指出：要實現中醫藥事業更好地傳承與發展，最關鍵的還是人才。熱切盼望國家相關部門統籌規劃，制定、出臺有利於中醫藥人才培養、成長、發展的具體措施，充分發揮師承教育的示範作用，調動中醫藥人才的積極性。在造就一批醫術精湛、醫德高尚的中醫藥名家的同時，培養一批堅持中醫藥原創思維、勇於創新的中醫藥科學家。對於國家中醫藥管理局擬實施的中醫藥傳承與創新「百千萬」人才工程，路志正深感欣慰，呼吁國家在給予政策支持的同時，加大資金投入，以保障項目的順利實施。劉延東副總理於七月二十七日批示：「路老心係中醫藥事業發展，所提建議值得重視。請中醫藥局、衛生計生委、商務財政部認真貫徹黨中央、國務院促進中醫藥發展的决策部署，加强統籌規劃、政策銜接和項目論證，加大中醫藥高層次人才培養力度，創新培養方式，爲中醫藥傳承創新提供人才支撑。」

路志正從醫經歷豐富，學術造詣深厚，治學嚴謹，醫術精湛，爲人忠厚，品行高潔。多年來一直擔任中央領導的保健醫，具有很高的學術地位和聲望，也深得領導的信任。自二十世紀八十年代起，他多次通過合理途徑將老一代中醫藥工作者對中醫藥事業發展的意見和建議上呈中央及國務院的相關負責同志，爲促進中醫藥事業的發展可謂殫精竭慮。路志正還時常將自己視爲中醫藥事業的「形象大使」，通過爲報紙雜誌撰文、各種座談會、記者訪談或學術會議致辭等機會，在不同場合就中醫院校教育改革、中醫學術發展與創新、中醫人才培養模式、中醫傳承與科研工作建議、中藥新藥科研思路、個案總結、中醫院科室建設、重視提高中醫臨床療效、中醫科研課題評審標準、中藥新藥鑒定程序、創辦國醫書院等關係中醫藥健康發展的諸多問題，發表自己的意見，真正做到了爲促進中醫藥事業興旺發達，不遺餘力地鼓與呼。

這正是：

矢志不渝繼岐黄，授業傳道耕耘忙；
心係杏林千秋業，建言獻策有擔當。

第六章／耄耋壯心，終成大師（二〇〇一—二〇一〇）

時光荏苒，如白駒過隙。進入新世紀，路志正愈發忙碌。忙着出門診，爲各地慕名而來的患者問病診疾，療絶症、起沉疴；忙着總結自己從醫多年的臨床經驗，著書立説；忙着指導、培養學生，傳承中醫藥事業之薪火。

第一節／創立新説

中醫藥學，是中華民族智慧的結晶，經過歷代醫家數千年在臨床實踐中的不斷探索、總結與積澱，形成了獨特的理論體系，成爲中華民族文化的瑰寶。路志正認爲，中醫學的實踐性極强，衹有在繼承的基礎上不斷開拓進取，才能使其持續發展，歷久彌新。近二十年來，路志正在學術上更加注重由博返約，以脾胃學説爲核心，將研究重點放到心病、風濕病及濕病上。抓住其中的關鍵問題，路志正帶領其學術團隊持之以恒地進行攻關，不斷取得新突破。

脾胃爲後天之本、氣血津液生化之源。自醫聖張仲景起，調理脾胃法即廣受臨床醫生的重視。然千百年來，從金元時期之李東垣、王好古、羅天益，到明代的王綸、薛己以及當今諸多醫家，多從飲食失節、勞役過度、七情所傷致脾胃虛弱，升降失常立論，治療上主要着眼於甘温益氣、升陽除濕。或甘温除熱，以補中益氣湯、升陽除濕湯等，糾正「火與元氣不兩立，一勝則一負」的病理狀態；或從「食傷脾胃」和「飲傷脾胃」，分别治之。

例如，對食傷脾胃者，羅天益多施以枳實丸、木香檳榔丸、備急丸、消積丸；對飲傷脾胃者，則以葛花解酲湯、五苓散、藿香散、枳朮湯、導飲丸等治之。也就是說，清代以前，調理脾胃法以温胃散寒、益氣升陽、健脾除濕者居多，重在陽氣的升發，鮮有從脾胃之陰論治者。清代温病大家葉天士在秉承東垣甘温治法的同時，受朱丹溪「脾土之陰」説的影響，提出「納食主胃，運化主脾」「脾宜升則健，胃宜降則和」「脾喜剛燥，胃喜柔潤」「太陰濕土，得陽始運；陽明燥土，得陰自安」的觀點，强調脾病與胃病迥異，前者須宗東垣之法，甘温升發；後者則宜「甘平或甘凉濡潤，以養胃陰」，俾「津液來復，使之通降」，諸證乃平，當以《金匱要略》之麥門冬湯化裁，進一步發展了李東垣的脾胃學説。

路志正認爲，脾胃皆屬土，位居中焦，以膜相連，又通過經絡的連屬構成臟腑表裏配合關係。兩者升降相因，燥濕相濟，納化合一，如張景岳所説「胃司受納，脾主運化；一運一納，化生精氣」。既然脾胃在病變過程中關係密切，常相互影響，故治療脾胃病時應視二者爲一體，兼而調之。結合現代人飲食習慣多葷素失宜，起居則勞逸失度，情志時有拂鬱的特點，路志正提出：脾胃不僅是後天之本，氣血營衛生化之源，還是元氣之本，脾胃之升降一旦失司，不僅影響水谷精微的納化、輸布，還會打破人體陰陽、氣血、水火升降之平衡，使中焦成爲易受邪之地，以致變證迭出，百病叢生。基於此，路志正提出了「調中央以達四旁」的論點，將調理脾胃法作爲臨床最基本、最常用的治法，廣泛運用於各種疾病的防治中。而在調理脾胃之升降時，尤其重視升與降的相輔相成及相反相成。或於升清之中，略加降濁之品；或在降濁之時，稍佐升清之味，注意協調肺之宣肅、肝之疏泄與脾胃升降和運化的關係，突出了人體尤其是五臟六腑之間的整體關係。

在調理脾胃法之遣方用藥上，路志正取李東垣、葉天士之長，將温燥升運與甘凉濡潤運用得相得益彰。强調温燥之品不可久用、過用，以免耗損胃陰；甘凉濡潤，切勿滋膩失度，謹防滯礙氣機。常根據具體病情，靈活選用補中益氣、健脾益胃、補脾養陰、益胃養陰、温中補虛、健脾升陽、降逆和胃、運脾除濕、培土生金、崇土抑木等治法，使方證相應，法活機圓，大大拓展了調理脾胃法的應用範圍，使其成爲治療諸多疾病尤其是疑難雜症的「金鑰匙」。例如，對中風病的辨治，路志正提出：該病初期，多屬痰火或肝風爲患，應遵「急則治標」之旨，切勿輕施補益，尤其應慎用補陽還五湯；中期則須把握益氣活血時機，待痰火清，肝風息，陽潛陰復，氣虛之徵顯露時，方可清補兼施；後期則應以扶正爲主，重視健脾胃，益肝腎，養精血。既不可徒攻痰熱傷其胃，又不能一味滋膩礙其脾。要而言之，在中風病辨治過程中，調理脾胃法須一以貫之。唯脾胃健運，方能令氣血化生有源且暢行無阻。

喜用對藥，是路志正調理脾胃法的又一特點，如西洋參配太子參，不燥不膩，且益氣生津；紫蘇梗配荷梗，一升一降，善化濕氣；藿香伍佩蘭，芳香化濕，醒脾和胃；生、炒薏苡仁配伍，健脾滲濕清熱；厚朴花配娑羅子，理氣化濕醒脾。另一方面，堅守滋而不膩，補而不滯，理氣、行氣勿令破氣的理念，崇尚輕靈活潑，盡量避免大苦大寒、大辛大熱之品，以防傷陽耗津。同時强調，用藥需因人、因時、因地靈活變通，如肥人多痰，應注意酌加理氣流動之品；瘦人多火，補益升發則勿令太過；老人臟腑功能衰減，或陰液不足，或陽氣虛餒，慎用瀉法；春夏陽氣生發，用藥宜謹防升陽助火，不可過用柴胡、升麻、黄耆之類；秋冬陽消陰長，切忌苦寒傷陽。凡此種種，無不體現了其重視脾胃的學術思想。

二〇〇五年之後，路志正又帶領其門人、弟子開展「脾胃學説臨床系統開發研究」，全方位探討脾胃理論與心腦血管疾病、老年疾病、内分泌疾病以及腫瘤等常見疾病治療之間的內在關係，並在臨床實踐中提煉出「持中央，運四旁，怡情志，調升降，顧潤燥，納化常」十八字訣，全面構建起重視脾胃學術思想的理論體系。

「五臟心痛」理論，是路志正在中醫五臟相關理論框架下的又一突出貢獻。基於對《靈樞·厥病》所論「厥心痛」中腎心痛、胃心痛、脾心痛、肺心痛、肝心痛之針刺治療的領悟，提出了「五臟皆令人心痛，非獨心也」的重要論點，指導學生從理論到臨床，對上述五種心痛進行系統探討，補充其流行病學資料，完善了五種心痛的內涵，並從病因病機、臨床證候、治療方法等方面進行深入研究。例如，對「肝心痛」，《靈樞·厥病》雖有「厥心痛，色蒼蒼如死狀，終日不得太息，肝心痛也。取之行間、太衝」的記載，但症狀十分簡單，也缺乏舌脈記載。路志正不僅在《內經》基礎上補充了證候、舌脈等辨證要點，還結合現代心身醫學，指導研究生楊鳳珍對A型行爲與「肝心痛」的相關性進行了流行病學調查及臨床觀察分析。認爲肝在生理狀態下，主疏泄、謀慮，主藏血、藏魂，主筋，爲罷極之本。若情志過激或抑鬱，勞傷虛損，六淫邪客等致氣血逆亂，肝（膽）功能失調，筋脈失於濡養，則心脈攣急（冠狀動脈痙攣）而引起疼痛，故稱之爲「肝心痛」。後路志正又指導研究生李平完成了碩士論文《調理脾胃法治療脾胃心痛的臨床研究》。二〇〇一年，在第五次全國中醫心病學術研討會上，路志正作題爲「肝心痛的源流和現狀」的特別演講，因「學術水平高、信息含量大、創新意識强、指導啓迪深」，受到中華中醫藥學會内科心病專業委員會的表彰。

濕爲長夏主氣，與脾土相應，有外濕、内濕之分。外濕多由氣候潮濕，或涉水冒雨，或居處潮濕所致；内濕多由脾失健運，水飲不化而生。《素問·五常政大論篇》云：「天不足西北，左寒而右凉；地不滿東南，右熱而左温。」路志正曾多次到廣東等地調研，並查閱當地的氣象資料，認爲我國東南沿海地區氣候悶熱，潮濕多雨，年平均濕度爲百分之七十八左右，尤以三至八月份爲高，加之人們有吃早茶、飲凉茶、善煲湯、樂滋補、嗜海鮮、喜野味等飲食習慣，故體質偏於内濕者居多。内濕與外濕相合，脾失健運，則濕病生焉，故有「南方多濕」之説。而三月下旬的北京，則爲初春乍暖還寒之時，加上人們在冬季喜食火鍋、涮羊肉等辛辣之物，且冷飲酒漿，習以爲常，使濕熱内聚，損傷脾胃，污穢之氣，阻滯中州，以致升降失序。感受外邪後，肺失肅降，胃中濁氣上逆犯肺，通調失司，水濕流溢，濕病作矣。結合自己多次赴東南亞地區學術交流時對當地氣象因素的考察、調研所得，路志正在二十世紀八十年代即提出「南方多濕，北方亦多濕」的論點。同時指出：南方之多濕，乃外濕兼内濕；而北方之濕，則以内濕爲主，與飲食不節、嗜食肥甘、脾胃損傷、水津不布密切相關。在這一理念的指導下，二〇〇三年當「非典」肆虐我國大江南北時，路志正明確提出：「非典」從其發病和證候特點看，類似於中醫温病學中的「瘟疫」「濕毒疫」「春温」（内有伏邪）等，且皆與「濕邪」有關。針對北京地區「非典」來勢猛、變化快的特點，認爲其病機爲衛氣同病，氣營兩燔。治療的關鍵是迅速退熱，阻止傳變，並建議以輕清宣化，表裏雙解，清氣凉營，辛温復辛凉，開達膜原，通陽利濕爲治則，采用中醫綜合療法，分階段重點解决熱、毒、虚、瘀、閉、脱的轉化和相兼，以期控制病情，防止危殆。

路志正辨濕病善於抓病機與主症，針對濕邪爲患的重濁性以及濕邪困阻氣機而産生的一系列證候，强調治濕病當理氣爲先。調暢氣機，則應着眼於肺、脾二臟，注重宣肺氣，醒脾運，暢三焦。其遣方用藥，雖多采取宣上、調中、滲下三法兼施，恒以調理中焦爲要。在用藥上，崇尚輕靈活潑，多選用性味平和之品，力求滋而不膩，補而不滯，理氣而不破氣，慎用大苦大寒、大辛大熱之品，謹防損傷中陽，或助火傷陰，將重視脾胃的學術理念貫穿於濕病辨證論治的每一個環節。

作爲我國中醫風濕病學科的創始人之一，路志正在該領域辛勤耕耘幾十年，建樹頗多。突出表現爲三個方面：首先，是對痹證病名的整理和規範，歷經痹證—痹病—風濕病，最終確定以「風濕病」作爲病名。其次，制定了五體痹（皮痹、肉痹、筋痹、脈痹、骨痹）、五臟痹的診斷與療效標準，爲中醫風濕病學的標準化、規範化奠定了堅實的基礎，全面提升了風濕病的診療水平。第三，是對風濕病二級病名的研究。比如，基於對濕邪轉化的認識，路志正於一九八九年創新性地提出「燥痹」之病名，認爲該病是由燥邪（外燥、內燥）損傷氣血津液而致陰津耗損、氣血虧虛，使肢體筋脈失養，瘀血痹阻，痰凝結聚，脈絡不通，導致肢體疼痛，甚則肌膚枯澀，臟器損害的病證，相當於西醫學之「乾燥綜合征」。他指出：「燥」，是致病之因，亦是病理之果，而「痹」是病變之機。治之當以五臟爲中心，以調護脾胃爲原則，以甘凉濡潤爲治療大法。其中，對燥傷胃陰、脾虚肌痹者，宜養脾益胃，生津潤燥，方用路氏養脾益胃湯加減；對寒濕凝滯、經脈痹阻者，治以化濕健脾，和胃降逆，活血通脈，方用藿朴夏苓湯合身痛逐瘀湯加減；對脾氣不升、水精不布、機體失養而致痹者，治以健脾益氣、升陽益胃，養血柔筋，方用升陽益胃湯加減；對於燥傷五臟之陰而致痹者，則以滋陰潤燥爲主，即使有兼夾之邪，亦須在潤燥基礎上佐以祛邪。正如清代醫家陸廷珍所言「燥邪一解，濕開熱透，經絡暢通，痹痛乃除也」。再如，婦人産後，百節空虚，風寒濕邪易乘虚而入，流注關節，痹阻氣血而爲痹。但在中醫古籍中，對於婦人産後所患痹證的命名紛雜，令人莫衷一是。路志正認爲，産後痹證較一般風濕病更爲嚴重，其臨床特點是正虚爲主，或夾痰瘀。着眼於其發病時間，故將産褥期和産後百日内所患的風濕病，定名爲「産後痹」。這些新病名的提出，促進了風濕病病因病機、證候分類、辨證論治、遣方用藥、預防康復等方面的深入研究，大大豐富了中醫風濕病理論。

此外，路志正還提出風濕病發病「三因」論：一曰五虚七邪，正邪相搏；二曰臟腑氣機失調，三曰脾胃失調。其中，先天不足、後天失養、營衛不和、氣血不足、氣津不足，皆爲正虚，是風濕病發病的内在基礎；風（有外風、内風之異）、寒（有外寒、内寒之别）、濕（有外濕、内濕之分）、熱毒（有臟腑藴熱、邪鬱化熱、外感火熱、誤治生毒之不同）、燥邪、痰飲等七邪則是風濕病發生的重要條件。

在對風濕病病機的認識上，提出臟腑失調，氣血周流失暢，四肢百骸失養，風、寒、濕邪乘虛而入，痹乃由生；氣機升降失序，營衛氣血悖行，筋骨關節失養，痹乃由生；七情過用，戕害五臟，氣機升降逆亂，氣血陰陽耗損，形神俱傷，痹乃由生。其在「脾胃失調論」中，除論述外濕所傷及内濕形成與風濕病發病的關係外，還提出了濕邪轉化可變生風濕諸證。特别指出：近年來全球氣候變暖、北方夏季亦悶熱多濕，以及北方人嗜食肥甘厚味、口重多鹽，易生内濕，内外合邪，濕留肌肉關節，痹乃由生。

路志正治療風濕病，除發皇古義，善用益氣養血之黄耆桂枝五物湯、寒熱兼施之桂枝芍藥知母湯、益氣利水之防己黄耆湯、祛風除濕之麻杏苡甘湯、調補陰陽之桂枝加龍骨牡蠣湯、祛寒除濕之烏頭湯之外，還創制出路氏潤燥湯、痛風急性期方、痛風慢性期方、痛風外洗方、通陽宣痹除濕方、濕熱痹方、路氏强脊湯、路氏化斑湯、皮痹解凝方、皮痹外洗方等一系列治療各種常見風濕病内服或外用的有效方劑。

風濕病屬疑難病症，病機複雜，證候紛繁多變，且上下同病、表裏同病、臟腑同病者頗多，針對其「病因多端，病情複雜，虛實互見，寒熱兼夾，疑似難辨，病勢遷延，棘手難治」的特點，路志正執簡馭繁，本《内經》「治病必求於本」之旨，結合自己多年的臨床經驗，提出「從脾胃論治風濕病」的理念。强調「脾胃一調，則周身氣機皆調；脾胃一健，則五臟六腑俱健」，通過「持中央以達四旁」，奠定了從脾胃以及營衛氣血論治風濕病的重要理論基礎。

第二節 ／ 碩果纍纍

自二〇〇〇年以來，已是著述等身、桃李滿天下的路志正仍然筆耕不輟。據不完全統計，路志正共主編、出版學術專著十餘部，親自撰寫或由弟子、門人整理其學術經驗而發表的論文達百餘篇之多。

二〇〇一年十一月，路志正與焦樹德合作完成的《實用中醫心病學》一書，由人民衛生出版社出版。該書從心病基礎、心主血脈、心主神明、心與其他臟腑疾病關係、心病急症、心病研究進展等方面對中醫心病進行了全方位的研究，尤其在「心與其他臟腑疾病關係篇」中，首次系統闡述了肝心痛、肺心痛、脾心痛與胃心痛、腎心痛的概念、源流、病因病機、證候學特徵、類證鑒别、辨證論治、針灸、推拿、氣功、情志療法以及護理與康復等，並就其轉歸、預後以及預防措施等詳加論述，爲中醫心病學的學科建設和理論研究增添了新内容。

二〇〇七年新年伊始，我國首部濕病專著《中醫濕病證治學》問世。該書是路志正帶領學生、弟子以及子女共四十餘人，歷時二十載寒暑，九易其稿而成。這部由科學出版社出版發行的學術專著，全面闡釋了中醫的濕病理論，匯聚了路志正對濕病長期潛心研究的成果，是其臨床經驗的結晶。全書分爲上、中、下篇和附篇。上篇爲總論，包括濕病概述、濕病的病因病機、濕病的診斷、常見證候、濕病的治療、濕病的研究進展、濕病的預防與護理等。中篇爲常見濕病證治，包括外感濕病、肺系濕病、心腦濕病、脾胃濕病、肝膽濕病、腎膀胱濕病、氣血津液濕病、經絡肢體濕病、婦科經帶濕病、婦科胎產及其他濕病、兒科濕病、外科濕病、皮科濕病、眼科濕病等。下篇爲名家論濕精粹，收録了干祖望、鄧鐵濤、朱良春、何任、顏德馨、張琪、李今庸、蕭熙、康良石、楊春波等十餘位蜚聲大江南北的當代中醫名家有關濕病的論述和臨床治驗；匯集了路志正治療濕病的學術思想及臨床經驗，包括北方亦多濕續論、濕病的辨治、濕病常見證候和治療、治療濕病的宜忌和體會、路志正濕痹病案、路志正重視濕阻學術思想、路志正濕邪證治、辨治風濕病經驗、治痹病應注意的問題、風濕病醫案數則、濕暈的辨證論治、濕病醫話等。附篇則包括濕病常用方藥、濕病常用中成藥等。總之，該書不僅囊括内、婦、兒、皮膚、五官等各科中有關濕邪引發的急、慢性疾病的辨證與治療，還涉及艾滋病、急性呼吸窘迫綜合征等新病種，洋洋灑灑，包羅濕病之萬象。著名中醫文獻專家余瀛鰲二〇〇八年在《中醫雜誌》第十一期撰文，對路志正的《中醫濕病證治學》予以推介，稱此書内容「議論賅博，術理通幽」，是一部開創性的學術專著，爲「中醫藥繼承與創新的模版之一」。該書發行後，先後三次重印，並於二〇一三年榮獲中國出版政府獎圖書獎提名。

二〇〇九年，路志正帶領其團隊成功申報國家重點基礎研究發展計劃項目「若干中藥成方的現代臨床和實驗研究」，其主持的科技部「九七三」項目「化濁祛濕通心方藥配伍規律及作用機理研究」也正式啓動。同年九月，又主持申報了中央保健委員會「祛濕化濁法對老年血脂異常的干預研究」課題。

自二十世紀八十年代起，路志正在工作之餘，先後撰寫讀書序評及隨筆達百餘篇。其中，包括當代中醫著作讀後感二十五篇，爲業界老友或同道著作所作序言八十餘篇。

二〇〇四年，八十四歲的路志正携其學術團隊開啓一項浩大「工程」——編著「路志正醫學叢書」，全面回顧、系統總結自己的學術思想和臨床經驗。該叢書共計十册，分别是：反映路志正情牽中醫藥事業發展的《路志正中醫藥建言獻策》；記録其爲支援邊疆建設，兩年間在包鋼醫院屢起沉疴、培育人才以及參與搶救大面積鐵水燙傷患者獲得成功等難忘經歷的《包鋼醫院日記》；匯集其「中醫基礎理論講稿」，《傷寒論》講稿，「温病學講稿」「内科常見病症的針灸辨治講稿」，仲景醫學研究與臨證運用文選，應用經方、温病方與時方醫案選粹，古籍研讀心悟等内容的《中醫基礎講稿與臨床應用》；涵蓋書評序跋、文選致辭、弘道信函等内容的《讀書序評隨筆》；由一九五六年之後撰寫論文及文稿匯總而成的《路志正醫論集》；體現其重要學術創新的《路志正風濕病學》《路志正心病學》；凝結其臨床豐富經驗的《路志正婦産科學術經驗集》《路志正海外診療集》和《路志正醫案醫話》。該叢書洋洋大觀，近四百萬字，歷經寒暑十餘載，終於在二〇一五年付梓，於二〇一八年一月起陸續面世。

第三節 ／ 衆望所歸

爲了老一代中醫藥專家學術思想和寶貴經驗的傳承，二〇〇八年底，北京市率先開展了「首都國醫名師」的評選。二〇〇九年一月，九秩將至的路志正在北京中醫藥發展大會上，榮獲「首都國醫名師」稱號，北京市市長郭金龍向其表示祝賀。

二〇〇九年六月，路志正在全國首屆國醫大師評選中，以崇高的醫德，精湛的醫術，大膽探索、師古而不泥古的治學態度，精心育人、甘爲人梯的突出貢獻以及心係中醫藥事業的發展、積極建言獻策的主人翁精神，被國家人力資源和社會保障部、衛生部、國家中醫藥管理局聯合授予「國醫大師」稱號，可謂實至名歸。在人民大會堂舉行的頒獎典禮上，國務院副總理吴儀親自爲路志正頒獎並表示祝賀。

榮獲至高榮譽的路志正在接受《瞭望東方週刊》記者曹順妮采訪時，表達心聲：「『國醫大師』及各地的『國醫名師』，是中醫學『第三個春天』裏開出的花朵。然而，孤芳自賞不是春，萬紫千紅才能春色滿園。我今年八十八歲，追尋中醫事業的發展是我的終生目標。在行醫看病或在衛生部中醫司工作的七十年裏，我無時無刻不在爲中醫事業的前途發展而擔憂、呼號或歡喜。面對遠我而去的師友或同仁，我是幸運的。因爲我看到了今天中醫藥事業的大發展。榮譽是黨和人民培養的結果，離開了黨和政府的中醫政策，離開了組織的信任和人民的支持，榮譽就失去了它的本來意義。在榮譽和事業的天平上，事業永遠重於榮譽。」

路志正出生在地處燕趙腹地、太行山之東麓平原的河北藁城。二十世紀七十年代初，曾在藁城發掘出三千四百多年前仰韶文化時期人類活動的遺址。在衆多出土文物中，桃仁、杏仁、棗仁、郁李仁、火麻仁等常用中藥材以及砭鐮（據考證是世界上最早的手術刀）等當時的醫療器具依稀可辨，仿佛在向後人訴説着藁城一帶中醫藥文化的源遠流長。歷史上燕趙大地名醫輩出，且不説故里尚存爭議的戰國時期名醫扁鵲，僅宋代以降，對中醫藥發展、傳承影響深遠的名醫巨擘就有數十位之多，如金元四大家中的劉完素、李東垣，易水學派的開山鼻祖張元素，針灸大家、著有《流注指要賦》《標幽賦》的竇默，元代名醫王好古、羅天益以及清代的王清任、張錫純等，均來自冀中大地。尤其值得一提的是，清代醫學家陳修園也曾在河北保陽、磁縣、威縣、棗陽縣等地做過知縣，後升任正定知府。陳修園在冀中爲官期間，心係黎民百姓，不僅持正清廉，還利用自身所長，治病救人。針對當時瘟疫時發、生靈涂炭的現實，陳修園撰寫了《時方歌括》《時方妙用》等，普及醫學常識，指導疾病防控，一時間活人無數。

路志正在回顧自己的成長歷程時，曾將燕趙大地中醫藥發展一枝獨秀，屢創輝煌，尤其在金元時期盛極一時的重要原因之一歸於冀中地區特殊的地理及人文環境。認爲自秦漢以來，冀中地區始終處於中原的農耕文明與漠北遊牧文明交匯的前沿，兩種文化在反復衝突、碰撞的同時，也在不斷融合。這種矛盾不僅是中醫學術發展、創新的催化劑，也爲衆多中醫人才尤其是「名醫大家」的成長提供了沃土。中華人民共和國成立後，袁鶴儕、岳美中、趙金鐸、哈荔田、高式國、謝海洲、魏龍驤、路志正等，則是衆多河北籍中醫的杰出代表。客觀地説，燕趙大地厚重的文化底蘊，不僅成就了河北的歷代名醫，也成就了國醫大師路志正。

第四節 ／ 老當益壯

二〇〇九年七月一日，是中國共産黨建黨紀念日。鮐背之年的路志正有感於自己的從醫經歷，深深體會到中國共産黨的正確領導、我國優越的社會主義制度是中醫藥事業興旺發達的可靠保障，没有黨和國家的大力扶持，就不可能有中醫藥事業的今天；没有黨和國家的培養教育，也不會有自己所取得的些許成績。於是，由衛生部副部長王國强和廣安門醫院院長王階作爲入黨介紹人，路志正鄭重地向廣安門醫院黨組織遞交了入黨申請書。他在給黨組織的信中寫道：「只有加入中國共産黨，成爲一名光榮的中國共産黨黨員，忠誠於黨，忠誠於我熱愛的中醫事業並爲之奮鬥，爲國家和人民培養更多的中醫人才，才能實現人生的最大價值並找到自己此生真正的歸宿。儘管已垂垂老矣，但會將入黨作爲自己的一個新起點。老驥伏櫪，志在千里，願在有生之年爲黨領導的中醫事業盡綿薄之力，爲黨旗增輝，爲中醫事業添彩。」

二〇一〇年，中國中醫科學院廣安門醫院在人民大會堂舉辦了「路志正從醫七十週年學術思想研討會」。會上，路志正再次强調師承教育對中醫藥事業發展的重要性，認爲中醫藥文化是華夏祖先對人類文明的偉大貢獻，其傳承則是當代中國人尤其是中醫人責無旁貸的歷史責任。針對當下存在的中醫西醫化、中醫療效亟待提高、高素質人才短缺等問題，建議進行中醫教育的改革與創新，呼吁將師承教育納入院校教育中，更好地培養實用性中醫人才。

二〇一〇年八月在中國中醫科學院中醫藥發展論壇上，路志正作「關於中醫傳承的思考」專題演講，對中醫教育提出七項建議，包括：落實第四届教育工作會議提出的教育規劃綱要；建設純中醫實習基地；提高師資素質，加强師資培訓，避免照本宣科；調整中西醫科目比例，以中醫教學爲主；增加臨床教學、培養學生動手能力；成立中醫中專學校，爲農村基層衛生所定向培養人才；名老中醫的傳承要盡快出成果、出人才。《中國中醫藥報》對此進行了專題報導。

二〇一二年，路志正與國醫大師鄧鐵濤一同致信李嵐清副總理時指出：中國有中醫，是中國人民的幸運，並舉青海玉樹地震及甘肅舟曲泥石流等嚴重自然灾害中，中醫藥爲防病抗灾所起的作用爲例，强調進一步發展中醫藥事業的重要性和緊迫性；爲了貫徹黨的衛生工作總方針，爲了中醫事業的全面復興，建議衛生部長的人選考慮一位熱愛中醫事業、重視中醫，既懂中醫又學過西醫、可以鼎力踐行黨和國家「中西並重」方針的幹部擔任。表示「我們這一代人爲中醫的興旺和發展貢獻了畢生精力，此時更關心中醫的前途與命運。真心希望中醫真正能在未來二三十年内與西醫並駕齊驅，能在三五十年後爲人類健康事業做出突出貢獻。若能如此，則人民幸甚，國家幸甚，民族幸甚，人類幸甚」！

二〇一五年春節前夕，路志正從央視新聞聯播中看到習總書記視察西安市一所普通社區中醫館並與醫護人員、患者親切交談的畫面，倍受鼓舞，於是飽蘸濃墨，筆走龍蛇，深情書寫下「落實習總書記在西安視察時的講話，是醫改工作之關鍵。只有讓中醫進社區、進農村、進萬家，才能從根本上解決廣大人民看病難等問題」，從其「虛度九十五歲中醫」之落款，我們看到了路志正熾熱而博大的中醫情懷。

二〇一五年，路志正在談到如何實現中醫的偉大復興時説，必須抓好兩件事：第一，是苦練內功，夯實基礎，包括提高每位中醫人的文化素養和臨證水平，辦好各類中醫院校並切實抓好傳承工作；第二，是做好中醫宣傳工作，讓更多普通百姓瞭解中醫、接受中醫、支持並喜愛中醫，爲中醫的生存和發展營造一個寬鬆祥和的外部環境。當然，打鐵必須自身硬，在上述兩點中，努力提高臨床療效乃是中醫生存的根本，也是中醫發展和騰飛的硬道理。離開療效，「奢談」中醫的復興，毫無意義。

《易經・謙卦》曰：「九三勞謙，君子有終，吉。」《易經・繫辭上》云：「勞而不伐，有功而不德，厚之至也。語以其功下人者也。德言盛，禮言恭，謙也者，致功以存其位者也。」如今，在中醫藥界享有盛譽的路志正，絲毫没有沾沾自喜，更未止步不前。他總是把成績歸功於黨的培養，歸功於醫院領導和同事們的支持，認爲自己所肩負的依然是責任和義務。

這正是：

探賾索隱創新説，著作等身結碩果；

耄耋壯志跟黨走，虚心實腹貴厚德。

第七章／福壽期頤，澤被蒼生（二〇一一— ）

從一九三九年通過醫師資格考試、獨立執業起，在從醫的道路上，路志正由最初「上以療君親之疾，下以救貧賤之厄，中以保身長全，以養其生」的尋常大夫，通過堅持不懈的努力，一步步地蛻變、升華，錘煉成一位心有家國情懷，情牽岐黃偉業的蒼生大醫。二〇一〇年，路志正九十歲華誕之際，大江南北諸多杏林同道紛紛賦詩題詞祝賀。北京中醫藥大學高學敏贊曰：「大道陰陽弘岐黃，醫德雙馨福八方。志向高遠永進取，正道滄桑鑄輝煌。」國醫大師唐祖宣則以一首「耄耋年華事業成，中醫典籍卓湛精。治學嚴謹博覽廣，杏林碩果惠衆生。政教生涯有建樹，老來薄發又出征。普施仁愛濟世志，德藝雙馨立新功」，表達了對路志正的欽佩與敬仰。

第一節　成就卓越

自一九七三年回歸臨床，經過近半個多世紀的辛勤耕耘，路志正一步一個脚印，成績斐然。他「精文史，通經典，勤臨證，重實效，行方智圓，劍膽琴心，診頑疾於秋毫，挽頹廢於既倒，臨床救人無數，頗得業界尊崇。其治學者，重基礎，尊經典，守法度，求真得道，著述等身，華章陳列」（中國中醫科學院廣安門醫院院長王階語）。據不完全統計，這其間路志正共發表學術論文一百五十餘篇，主編學術著作十七部，參編十餘部；爲《中國中醫藥報》等撰文數十篇，還爲八十餘部學術著作撰寫了序言。

路志正主編的《實用中醫風濕病學》《實用中醫心病學》《路志正醫林集腋》《中醫濕病證治學》，尤其是歷經十年編寫、出版的「路志正醫學叢書」，全面回顧、系統總結了其從醫七十餘年的臨證經驗，充分展示了路志正大醫精誠的高尚醫德、嚴謹求實的治學態度，更令讀者從字裏行間感受到路志正爲中醫藥事業鞠躬盡瘁的赤誠。其深厚而獨特的學術思想、不斷創新的思維模式、豐富而實用的臨床經驗，已成爲中醫界的一筆寶貴財富。

路志正在多年的臨床實踐和理論探討中，形成了自己以重視脾胃爲核心的學術思想，並將其靈活地貫穿於養生防病治病的過程中，提煉出「持中央，運四旁，怡情志，調升降，顧潤燥，納化常」的十八字要訣，指導臨床實踐。「路志正調理脾胃法治療胸痹經驗的研究」，即是這一理念的具體體現和突出成果。該研究不僅獲得國家中醫藥管理局和中國中醫科學院科技進步獎，還獲得了國家專項資金的支持。

鑒於路志正高深的學術造詣、嚴謹求實的治學精神、客觀公正的寬廣胸懷，他被國家藥典委員會、中藥品種保護評審委員會等多個國家級專業評審委員會聘任爲委員，擔任國家中醫藥管理局中醫藥工作專家咨詢委員會委員、重大科技成果評審委員會委員，連任三届衛生部藥品評審委員會委員和四届顧問。在科研成果鑒定及新藥研究評審中，路志正始終秉持嚴謹、公正、客觀的科學態度，總是經過深思熟慮，認真考量之後表達自己的意見，做到不辱使命。另外，路志正多年來在數個中醫學術團體擔任重要職務，並被多所中、外大學及研究機構聘請爲客座教授或研究員。

從二十世紀五十年代起，路志正擔任的主要學術職務包括：

一九五三—一九五六年擔任第一届中華醫學會中西醫學術交流委員會委員。

一九五三年—一九六五年任《北京中醫》（後更名爲《中醫雜誌》）編輯。

一九五三年—一九八八年，任北京中醫學會理事。

一九八六年—一九九九年，任北京中醫學院（後更名爲北京中醫藥大學）名譽教授、客座教授。

一九八七年—一九九九年十月，任北京老年康復醫學研究會副會長。

一九八九年—一九九九年，任北京中醫藥學會副理事長，一九九九年六月後任顧問。

一九八九年—二〇〇三年任中華中醫藥學會内科分會副主任委員、中華中醫藥學會心病分會副主任委員。連續七届被推舉爲中華中醫藥學會風濕病專業委員會主任委員。

一九九六年—一九九九年，路志正任馬來西亞中厦大中醫學院名譽院長。

一九九八年—一九九九年，路志正任倫敦中醫學院名譽教授。

一九九八年—一九九九年，路志正被廣東省中醫研究所聘爲客座研究員。

一九九九年，路志正被長春中醫學院聘爲客座教授。

一九九九年，路志正任《北京中醫雜誌》名譽主編。

二〇〇一年起，路志正任全國高等教材建設顧問委員會委員。

二〇〇二年起，路志正任衛生部國際交流和合作中心名譽理事。

二〇〇三年起，路志正任二十一世紀高等醫藥院校（七年制）中西醫結合專業系列教材顧問委員會委員。

二〇〇四年起，路志正任中華中醫藥學會科學技術進步獎評選專家庫專家。

二〇〇六年起，路志正任中國中醫科學院首届學術委員會副主任委員。

二〇〇六年，路志正任《世界中西醫結合雜誌》主編。

二〇〇七年起，路志正任中國中醫科學院著名中醫藥專家學術經驗傳承博士後合作指導老師。

二〇〇八年，路志正被評爲國家級非物質文化遺産傳統醫藥項目代表性傳承人。

二〇〇八年起，路志正任中國中醫科學院艾滋病專家委員會委員。

二〇〇九年起，路志正任中國中醫科學院養生保健專家指導委員會顧問、中國中醫科學院榮譽首席研究員。

二〇一〇年起，路志正任世界中醫藥學會聯合會風濕病專業委員會名譽會長。

其著作、論文及所主持的科研項目多次獲奬。例如：

一九九四年度「路志正調理脾胃法治療胸痹經驗繼承整理研究」獲中國中醫研究院中醫藥科技進步三等奬。次年又獲得國家中醫藥管理局中醫藥基礎研究部級二等奬。

一九九四年路志正獲中國中醫科學院中醫藥科技進步三等奬。

一九九五年路志正獲國家中醫藥管理局中醫藥基礎研究二等獎。

一九九八年度由路志正、焦樹德主編的《實用中醫風濕病學》獲國家中醫藥管理局中醫藥基礎研究部級三等獎。

二〇一三年路志正主編的《中醫濕病證治學》榮獲中國出版政府獎圖書獎提名獎。

第二節　／　譽滿杏林

路志正從醫八十年，桃李芬芳，碩果纍纍，作爲當代中醫藥界的杰出代表人物之一，多次受到黨和國家領導人的親切接見及有關部門的表彰。其中：

一九八七年六月二十三日，在人民大會堂參加「繼承發展中醫藥事業部分在京中醫座談會」時，受到喬石委員長親切接見。

一九八八年三月八日，在全國中醫藥廳局長會議召開前，路志正作爲特邀代表在人民大會堂受到國務院萬里副總理接見。

一九九〇年，經國家人事部批准，路志正成爲首批享受國務院特殊津貼的專家。

一九九四年，路志正當選爲全國政協委員並連任三屆，後又擔任國務院參事。

一九九七年十二月，國家領導人喬石、李瑞環、李鐵映在釣魚臺國賓館接見路志正等四十二位在京的著名中醫藥專家，並與來訪的澳大利亞總理霍克夫婦合影留念。

二〇〇三年七月，路志正被中國科學技術協會評爲「全國防治『非典』優秀科技工作者」。

二〇〇五年十二月，路志正被中央保健委員會授予「中央保健工作先進個人」稱號。

二〇〇六年十二月，路志正被中華中醫藥學會授予「中國中醫藥傳承特別貢獻獎」。

二〇〇七年九月，路志正被國家人事部、衛生部和國家中醫藥管理局聯合授予「全國老中醫藥專家學術經驗繼承工作指導老師」榮譽證書。

二〇〇七年十月，路志正被國家中醫藥管理局授予「全國中醫藥專家學術經驗繼承工作優秀指導老師」稱號。

二〇〇七年十月，路志正被國家中醫藥管理局授予「優才計劃研修項目優秀指導老師」稱號。

二〇〇八年一月，在「全國中醫藥工作會議」上，路志正被評爲「全國老中醫藥專家學術經驗繼承工作優秀指導老師」，吴儀副總理向路志正表示祝賀并親自爲其頒獎。

二〇〇八年三月，路志正榮獲世界中醫藥學會聯合會頒發的「王定一杯中醫藥國際貢獻獎」。

二〇〇九年一月，路志正被授予首屆「首都國醫名師」稱號。

二〇〇九年一月，鑒於路志正在中醫藥研究領域的杰出成就以及爲中國中醫科學院科技發展所做出的突出貢獻，被中國中醫科學院授予「榮譽首席研究員」稱號。

二〇〇九年五月，路志正被中國人力資源和社會保障部、衛生部、國家中醫藥管理局評爲首屆「國醫大師」，吴儀副總理爲其授獎並表示祝賀。

二〇〇九年六月，路志正榮獲中華中醫藥學會頒發的「終身成就獎」。

二〇〇九年，路志正工作室被評爲「全國首屆名醫工作站」。

二〇〇九年，因其積極參與和支持中醫急症工作尤其是指導二〇〇三年的「非典」防治，路志正獲得由中華中醫藥學會急診分會頒發的「急證工作突出貢獻獎」。

二〇一〇年，路志正獲得中央保健局頒發的「突出貢獻獎」。

二〇一〇年八月，原全國人大副委員長、民進中央主席、國學大師許嘉璐先生參加路志正九十華誕紀念活動，並與其合影留念。

二〇一〇年九月，原全國人大常委會副委員長田紀雲及夫人接見路志正及中國中醫科學院廣安門醫院王階院長，並向其九十大壽致賀。

二〇一〇年，路志正先後受到國務院吳儀副總理、全國政協任建新副主席等國家領導人的親切接見。

二〇一一年月，路志正被中華中醫藥學會授予「國醫楷模」榮譽稱號。

二〇一三年，路志正獲中國中醫科學院唐氏中醫藥發展獎。

二〇一四年，路志正獲岐黃中醫藥基金會傳承發展獎。

二〇一五年，路志正獲中國中醫科學院廣安門醫院終身成就獎。

二〇一五年，路志正被中央保健局評爲「優秀專家」。

第三節 ／ 寄情翰墨

路志正的書法與詩詞在中醫界享有盛名，這得益於他自幼練就的「童子功」。孩提時代，便在父親的指點下習練柳公權楷書，業醫之初，跟隨路益修在藁城南董鎮「施診所」抄方時，則每天都以工整的「柳楷」將處方一式二份謄抄在同一張紙上，再於中間虛綫上添加其就診的序號和一個「施」字，最後從中間裁開，一半交給患者，另一半存檔備查。幾年下來，已達到筆法勁練，骨力蒼健，方起圓收，頓挫有力，疏密有致，收展得宜。後來，則又在孟正己先生指導下，先後習練過書聖王羲之的《半截碑》《蘭亭序帖》、米芾的行書以及由清末著名散文家、書法家張裕釗獨創、在近代書壇獨領風騷的「南宮碑體」等。

深受傳統文化的熏陶與滋養的路志正，在長期的臨床實踐和研究中，一直將書法作爲傳播中醫文化的重要載體。二〇〇九年，經王階、陳振酉、路喜善、劉喜明等整理，於其手書的醫案、處方、詩詞、題詞、篆刻等撮其精要，輯爲《路志正詩書墨迹選》，由中國中醫藥出版社出版。該書以其典雅的藝術形式和厚重的文化底蘊，受到衆多讀者的喜愛與追捧。中國書法家協會駐會副主席兼秘書長趙長青在序言中稱路志正爲「國學與書法兼備的雙馨人物」，贊其書法「功底深厚，自成一家。自幼臨池，經幾十年磨礪，摹柳公骨力之矯健，仿右軍之灑脱，精勤不倦，已臻應手。其行書筆力剛勁清秀，風格古樸，使人賞心悅目」。步入晚年，書法不僅是路志正生活中的一大樂趣，也成爲他與一衆好友交流感情、助力中醫藥大業的橋樑。一九九二年，著名耳鼻喉科專家干祖望八十華誕，路志正揮毫作詩相贈：「懸壺濟世六十春，雨灑江天杏滿林；勤奮獲起沉疴術，醫技精湛傳後人。百年松茂乘仙術，德高望重謹持身；歡慶南山翁壽日，留得千言世共珍。」二〇〇二年，著名腎病專家張琪八十壽辰暨行醫六十週年紀念，路志正則以「青囊濟世六十春，松鶴同慶耄耋辰；學驗俱富多著述，薪傳俊彥滿杏林」致賀。二〇〇五年，欣聞浙江何任中醫研究所成立，書就「杏壇執教數十春，書城萬卷伴終身；學驗俱富足濟世，衣鉢真傳貴創新」向老友致賀。

二〇一〇年，路志正在《九十抒懷》中寫道：「醫海浩淼任遨遊，晝診夜讀幾度秋；和緩濟世爲己志，更喜後生占鰲頭。繼往開來由師授，杏苑新秀滿神州。九秩將至不知老，猶願軒岐惠全球。」這首七律不僅抒發了路志正活到老、學到老，鋭意進取，奮鬥不止的凌雲壯志，也展現出這位蒼生大醫虛懷若谷以及對青年一代成才的熱切盼望。整個作品筆法蒼勁，力透紙背，展示了其不俗的書法功力。

路志正閑暇之時，經常吟詩作賦，且充滿正能量。一九九六年，路志正隨政協衛生部考察團到陝西考察地方病防治時，途經黄河壺口瀑布，觸景生情，即興賦詩曰：「宜川瀑布氣勢宏，虎嘯龍吟驚蒼穹；天下奇觀唯壺口，壯我華夏自豪情。」磅礴大氣，讀之若身臨其境，催人奮進。

路志正一生酷愛讀書，記憶力非凡，對許多古詩詞，亦能爛熟於心中，常常信手拈來。在爲其高足高榮林、徐凌雲所著《中醫治療睡眠障礙》作序時，路志正就引用了多首涉及睡眠的古詩，如北宋蔡確之「紙屏石枕竹方床，手倦抛書午夢長。睡起莞爾成獨笑，數聲漁笛在滄浪」；《詩經》之「關關雎鳩，在河之洲；窈窕淑女，君子好逑……求之不得，寤寐思服；悠哉悠哉，輾轉反側」以及《樂府·塘上行》中的「念君常苦悲，夜夜不能寐」等，着實令人嘆服。

第四節 ╱ 幸福家庭

路志正與夫人張淑萍雖始於父母之命、媒妁之言，但一路携手走來，舉案齊眉，夫唱婦隨，鶼鰈情深，令人羡慕不已。路志正曾多次滿懷歉疚地對學生們説：自己在家裏一直像個「甩手掌櫃」，啥事兒都不操心。柴米油鹽，親戚往來，兒女成家立業等，事無巨細，基本上都是妻子一力承擔。一九六〇年初到一九六一年底的近兩年間，路志正在包鋼工作，張淑萍更是精心處理好家裏的一切事情，讓遠在邊疆的丈夫没有後顧之憂。之後，面對丈夫以工作爲重、服從組織安排、準備舉家遷往包頭的決定，張淑萍仍是全力支持。因爲在她看來，丈夫在哪兒，家就在哪兒。十年動亂期間，路志正蒙受不白之冤，從城市到農村，生活發生巨變，但妻子始終是他的精神支柱，也是孩子們樂觀向上的源泉。回歸臨床後，路志正忙於工作，看病帶教，著書立説，閒暇時間也大多用到了看書或寫字上。有很長一段時間，他每逢周日休息，都會帶着乾糧去圖書館看書查資料，被老伴兒笑稱爲「學痴」。

正是有了妻子七十餘載的默默支持和陪伴，路志正才得以心無旁騖地從事自己摯愛的中醫事業。執子之手，與子偕老。路志正對妻子一直都心存敬意和感激。二〇〇八年，八十八歲的他親自爲老伴兒張羅着慶賀生日。席間，路志正在親友的見證下端起酒杯，非常鄭重地向與自己相濡以沫、一路相伴的妻子致謝，並俯下身來與九十二歲的張淑萍喝下「交杯酒」，這温馨的畫面，十分感人。

路志正夫婦育有三子二女。長女喜素，天資聰穎，繼承父親衣鉢，又拜入著名中醫教育家李重人先生門下，成爲其關門弟子。還先後跟隨王文鼎、任應秋等中醫大家學習。李重人出身中醫世家，是清末名醫鄭欽安之子鄭仲賓的入室弟子，學貫中西，名聞巴蜀大地，一九五六年調任中央衛生部中醫司教育科科長。醫術精湛，又博學多才、志趣廣泛的李重人，在中醫司工作期間與路志正過從甚密。一九六二年，李先生奉調擔任北京中醫學院副教務長兼中醫系副主任，因其在四川時就十分重視中醫教育，對中醫人才培養頗具真知灼見。一九六二年，李重人曾聯合全國著名中醫專家秦伯未、任應秋、陳慎吾、于道濟撰寫《對修訂中醫學院計劃的幾點建議》（史稱「五老上書」）。該建議原本是關係到中醫教學改革和人才培養的大事，「文革」期間却被污衊爲「五鬼上書」，所有參與者均慘遭批鬥，除任應秋劫後餘生外，其餘四人皆含恨而逝，令人扼腕嘆息。一九七八年北京中醫學院黨委爲李重人平反昭雪，後於北京八寶山革命烈士公墓爲其舉行追悼會，紀念他爲中醫事業所做出的卓越貢獻。深受恩澤的路喜素也專門撰文《追憶恩師李重人》。在師母徐永輝病重期間，她還一直守護在病榻旁，送飯、喂水、喂藥，陪伴老人走完人生的最後時光，盡了弟子的一份孝心。

喜素聰慧好學，又得名師真傳，精通經典，博採衆家之長，尤其在恩師李重人的熏陶下，對詩詞歌賦、書法收藏、古今歷史等頗有研究，年紀輕輕就晋升爲主任醫師。後又作爲首批學術繼承人跟隨父親路志正研習三年，醫術愈發精進。尤爲可貴的是她性格開朗，善解人意，謙和有禮，重友情，熱心腸，朋友多。隨着其醫學造詣日漸深厚，喜素經常被推薦爲中央領導及親屬看病，每每藥到病除，頗受重視和喜愛，當年胡耀邦和夫人李昭去江西時多次帶喜素作爲保健醫同行。後來，喜素因病住院時，卓琳同志也曾派人專程送來鷄湯表示慰問，但她却從不因此而炫耀或張揚。

喜素十分孝敬父母，關愛弟妹，對家裏的大小事情都會記罣在心上。二〇〇三年，喜素帶父母遊覽長城，並爲他們拍下多張有紀念意義的照片。無奈天妒英才，二〇〇五年，喜素因病去世，白髮人送黑髮人，路志正夫婦痛斷肝腸。時常找出之前愛女爲他們拍攝的照片，一遍又一遍地追憶當時的幸福時光，路志正還在其中一張照片後添上小注：「大女兒喜素陪我們去懷柔慕田峪長城並攝影，惜未與她合影留念，甚爲憾事。」真切流露出路志正的慈父情懷。

在路志正的言傳身教下，孩子們都事業有成。長子喜善從小酷愛針灸，對中草藥也很感興趣。雖然大學主修的是生物學專業，但經常會利用假期上山采集中藥標本。十年動亂期間，即使在遠離父母，獨自在鄉村教學，生活艱辛的境況下，也痴心不改，經常在業餘時間利用自己的一技之長，爲周圍群衆針灸、推拿或開方，受到當地百姓好評。父親落實政策後，路喜善返回北京，通過函授及自學，繼續豐富自己的中醫藥知識，並考取了中醫執業醫師資格。二十世紀九十年代後，路喜善在臨證之餘，時常伴隨在父親身邊，爲總結、繼承、整理其學術經驗做了大量工作。二〇一八年十二月，路喜善正在與筆者交談時，恰逢路志正出診歸來，喜善笑迎告之曰：我正在講老爺子的故事呢。路志正連忙説，那你喝點水，可別太累了啊。面對已經年過古稀的長子，百歲慈父的那份疼愛之情溢於言表，温暖人心。

次子京華和三子京達「文革」後期隨父親返京後，經過培訓和考試，分別進入北京公安醫院中醫科和北京第二醫院工作。一九七八年，全國高校恢復研究生考試後，哥倆以「同等學力」報考了中醫碩士研究生，成績揭曉後，僅以幾分之差遺憾落榜。哥倆經過二年多的卧薪嘗膽，終於克服了重重困難，尤其是補齊了外語「短板」，雙雙金榜題名。京華考取了董德懋的碩士研究生，京達則師從中國中醫研究院的余瀛鰲。兄弟二人通過自己的刻苦努力，從僅有小學、初中學歷的「鄉村醫生」，登堂入室，成爲中醫高等學府的研究生，個中艱辛，冷暖自知。

京華研究生畢業後，去日本深造，學成後在日本繼續從事中醫臨床工作。經過一番打拼，家庭幸福，事業有成，兩個女兒也走上從醫之路。長女昭暉從日本大分大學醫學部畢業後，成爲日本國立國際醫療研究中心醫院呼吸科的一名醫生；次女昭昕二〇一七年從日本昭和大學藥學部畢業，現在慈惠大學醫院工作。

一九九七年，京達去法國學習，後留在法國發展，成爲當地頗有名氣的中醫師。之後又開辦中醫學校，爲當地培養了許多針灸人才。

如今的路家，堪稱醫學世家。喜善之子昭遠從日本信州大學醫學系畢業後做了一名醫生，現在日本長野縣安曇野紅十字醫院急救科工作；女兒昭儀二〇一九年二月從英國留學歸來，她最大的願望就是繼承祖父的衣鉢，做一名有真才實學、能針藥並施的臨床大夫，爲患者解除疾苦。京達之子昭明二〇一三年畢業於巴黎五大醫學院，現爲瑞士洛桑醫科大學醫院内科臨床主任，二〇一九年五月又考取洛桑醫科大學心内科博士；女兒昭慧二〇一六年畢業於法國巴黎五大醫學院，現爲該醫學院附屬醫院内科醫生，並正在攻讀急診科博士學位。

路志正説，我一生没有多少財富，也没有門户之見，醫生救死扶傷，是世間最偉大的職業，孩子們無論學習中醫還是西醫，我都支持，將來他們都會成爲人們健康的守護者，我很欣慰。

第五節 ／ 仁者福壽

二〇一九年初，路志正在北京國醫書院度過了他的九十九歲生日。國醫大師劉敏如、薛伯壽以及國家中醫藥管理局、中國中醫科學院、中華中醫藥學會、北京市中醫藥管理局、中國中醫科學院廣安門醫院的領導和路志正的部分學生紛紛前來祝賀。望着精神矍鑠、鶴髮童顏的路志正，筆者腦海裏突然浮現出幾個字：「仁者壽。」是啊，生於憂患，長於戰亂，經歷了無數艱辛，迎來家庭興旺、事業輝煌、高朋滿座的這位百歲老人，不正是「仁者福壽」的最好詮釋嗎？

老子曰：「上善若水，水利萬物而不争，處衆人之所惡，故幾於道。居善地，心善淵，與善仁，言善信，政善治，事善能，動善時。夫唯不争，故无尤。」而熟悉路志正的人都知道，沉静不争、謙下自處、潤物無聲、仁義守信等「水德」在他的身上有着極好的體現。

作爲醫生，他常存不足之心，「進與病謀，退與心謀」，時時省察自己工作中的缺憾，通過堅持不懈的學習，充實和完善自己，不斷用自己精湛的專業技術、體恤病患的慈悲之心服務於大衆。對於周圍的青年醫生尤其是基層來的進修大夫，路志正經常給予耐心提點，在嚴格要求的同時，樂於將自己的臨床經驗毫無保留地加以傳授，以致許多跟隨路志正進修學習過的基層大夫返回單位多年後還與其保持書信往來。

對患者，無論「貴賤貧富、長幼妍媸、怨親善友、華夷愚智」，他總是「普同一等，皆如至親之想」，盡力救治，從不瞻前顧後，自慮吉凶，使廣大患者切身感受到什麽是「大醫精誠」。二〇〇七年十一月十五日，八十七歲的路志正在河南參加「艾滋病試點項目科研立項工作」會議期間，還專程到上蔡縣蘆崗鄉文樓村衛生所，爲當地患者診治，真正做到了「大愛無疆」。

對於同道，不論是在衛生部、中醫司工作期間，還是回歸臨床後，路志正總是以誠相待，發自内心地爲同行取得的成就歡欣鼓舞，在業界擁有摯友無數。著名耳鼻喉科專家張贊臣直到晚年還清楚地記得，一九五二年路志正來滬出差時與之相識，二人開懷暢談，相見恨晚。嗣後，雖京滬遥隔，但鴻雁傳書多年未曾間斷。從中醫發展動態，到各自的學術理念，以及對一些熱點問題的認識，無所不談，常有「英雄所見略同」之感。國醫大師顔德馨與路志正同庚，亦相識於二十世紀五十年代，因有着太多相似的人生經歷，幾十年中，兩人「共歷杏林甘與苦，同爲中醫鼓與呼」。一九九四年，聽聞老友董德懋喜收高徒，路志正立即手書「春風化雨桃李衆，扁倉仁術得傳承」的條幅致賀。一九九七年，適逢朱良春從醫六十週年，路志正欣然命筆：「飲水上池六十春，德高術精獻人民；桃李芬芳遍天下，鴻篇巨著可等身。新藥科研結碩果，復肝蠲痹效通神；更喜朱老期頤壽，光我國粹志凌雲。」字裏行間，滿是對老友的敬佩和祝福。路志正與焦樹德是同鄉，多年來共同的追求，令二人惺惺相惜，情同手足。他們一起參與創辦了中華中醫學會風濕病專業委員會及心病專業學會，並分別擔任主任委員和副主任委員多年，還共同合作出版了《中醫心病學》。二〇〇一年，爲慶賀焦樹德八十壽辰暨從醫六十週年，路志正飽蘸濃墨寫下「花甲醫齡學驗豐，耄耋華誕慶仙翁；芬芳桃李滿天下，博施濟衆良相功」，並落款爲「同鄉弟路志正」，深情厚誼，躍然紙上。

儘管自一九五二年參加工作至今，路志正除任中國中醫科學院廣安門醫院内科研究室副主任外，並未擔任過其他任何行政職務，但却在中醫界一直威望甚高。究其原因，除了精湛醫術，更重要的是其所擁有的端正品行和寬厚仁愛之心。多年來，路志正不僅與章次公、秦伯未、石慰萱、裘沛然、方藥中、王文鼎、關幼波、任應秋、方和謙、趙金鐸、謝海洲、巫君玉、鄧鐵濤、朱良春、干祖望、俞長榮、顔德馨、任繼學、余瀛鰲等諸多中醫大家私交甚篤，時常切磋交流；其對基層大夫、晚輩後學，也從不以名醫、大家自居，真正做到了「誨人不倦」。二〇一〇年，時任衛生部部長的王國强在祝賀路志正從醫七十週年時盛贊路志正「德藝雙馨一宗師，仁心仁術皆楷模」。

俗話説，錦上添花易，雪中送炭難。當遇到同事、朋友或同行身處困境時，素來内斂低調的路志正，總是會出於愛心，盡自己所能予以幫助。衛生部老部長錢信忠在《路志正醫林集腋》序言中曾寫道：「十年動亂中，他身處逆境，仍不忘爲大家治病解難，對『靠邊站』的老同志精心治療。」「文革」後期，錢信忠之女錢家華在延慶插隊，靠着自己的努力，當上了村裏的「赤脚醫生」。爲了能勝任工作，想方設法回北京聯繫醫院進修。由於「四人幫」尚在，錢信忠未獲「解放」，許多人因怕受到牽連而不敢帶教。當家華輾轉找到路志正時，他二話没説，非常爽快地收下了這個「徒弟」，並悉心予以指導。進修結束後，家華回到延慶農村，醫術大有長進，遇到難題還時常會向路志正討教。「四人幫」倒臺後，錢家華考上北京中醫學院（今北京中醫藥大學），終於圓了自己的中醫夢。她對路志正在逆境中所給予的幫助，一直難以忘懷。

二〇〇三年初，素昧平生的上海市徐匯區中心醫院中醫科幾位大夫致信路志正，陳述一件令他們傷心、委屈萬分的醫療糾紛案始末。認真閱讀所有資料並查閱相關文獻後，路志正本着實事求是、客觀公正的精神，提出馬兜鈴爲常用中藥飲片，臨床立法、處方遣藥皆有法度，且爲炙用，又是複方，已有減毒增效之用。國外某些人爲了減肥，西藥加中藥，並不符合中醫用藥特點，由此造成的不良後果，實非中醫之過。況且，這起發生在十年前的所謂「馬兜鈴」事件中，醫生依《藥典》用藥，何錯之有？故不應屬醫療事故範圍。路志正在回函支持上海中醫同行合理訴求的同時，建議醫院通過上海中醫藥學會組織專家審議，進行臨床鑒定後，再報請法院定奪。後經過上海高級人民法院呈送中華醫學會，並按法定程序組織專家鑒定，終於還事情之本來面目，以醫院勝訴而結案。路志正實事求是，堅持真理，爲支持中醫界捍衛中醫藥事業尊嚴而仗義執言的行爲，令人肅然起敬。

王永炎院士在二十世紀八十年代初主持《常見病證診斷標準與療效評價標準》起草與制定，但工作進行得很不順利，原因是部分中醫前輩認爲中醫學圓機活法，不需要制定標準。而路志正、焦樹德、巫君玉、步玉如等先生在瞭解到規劃標準是時代的要求、是中醫藥學科成熟的重要標誌之後，予以大力支持和幫助，使這項有意義的工作得以順利進行並取得階段性成果。在擔任北京中醫學院行政領導期間，王院士一度遭遇事業瓶頸，内心苦悶、彷徨。路志正知曉後，多次加以開導，使其很快振作起來。一九九八年王永炎奉調中醫研究院後，又是在路志正指導、幫助下開展工作，從大處着眼規劃，從小處着手做事，很快理順了各種關係，使研究院的工作走向正軌。

《易經·謙卦》：「謙謙君子，卑以自牧也。」成就卓著、令業界高山仰止的路志正，總是那麼謙和寧静，他把成績歸功於黨和人民，繼續踏踏實實地做自己該做的事情。臧克家《老黄牛》中「老牛亦解韶光貴，不待揚鞭自奮蹄」，就是路志正晚年生活的真實寫照。

二〇一四年，路志正在第二屆國醫大師表彰大會上致辭時表示，自己雖然非常珍惜「國醫大師」這一榮譽，但依然會盡最大努力始終如一地抱着「滿招損，謙受益」的思想，以「大醫精誠」來要求自己，發揮所有的餘熱。同時提出三點建議：一是把國醫大師評選繼續下去，變爲常態化，以褒奬對我國中醫藥事業做出巨大貢獻者，讓更多的人看到中醫藥事業的發展和成績；二是建議增加評選名額，讓更多本行業的佼佼者在有生之年得到應有的肯定；三是進一步完善評選機制，使更多的優秀人才脱穎而出。

《易經·兑卦》之卦象爲兩澤相連，上下相合，互通交流。彖曰：兑，説也。剛中而柔外，説以利貞，是以順乎天而順乎人。路志正從醫八十年來，内秉剛健之德，中正平和，恪守誠信，順應天道；外抱平柔之姿，虚心好學，爲人低調，待人寬厚。不因一己之私利，蠅營狗苟；亦不爲明哲保身，而摒棄原則與道義。對上，敬而不媚；對下，尊而不輕。他任中央保健局保健醫生多年，承擔過多位中央主要領導的保健任務，因其醫術精湛，服務細心周到，低調內斂，頗受中央首長的信任和器重，但他始終如一地恪守中央保健醫生的工作紀律，從不拿來對外炫耀，也不曾以此爲自己謀過一點兒私利。對於業界同道，他一直秉承團結合作，彼此成就，携手共贏的原則，認爲同行不是冤家，要相互補臺而絕不可拆臺。因爲中醫之間、中西醫之間的精誠團結，是我國醫療衛生事業蓬勃發展的保障。路志正所參加的諸多會診中，不乏經西醫、西藥救治無效，胃氣衰敗、生命危篤者。他雖爲中醫未能及早介入治療而惋惜，却始終能站在公正的立場，客觀地分析病情，提出補救的方法，並徵詢西醫同行的意見，做了許多促進中西醫相互瞭解的溝通和「補臺」。路志正曾將五行之德概括爲五句話，作爲自己行醫和做人的原則：「木生疏發促萬物，曲直柔韌施無求；火激長養促茂盛，位高不居心謙虚；金性收斂育萬物，革勁不浮善變通；水潤萬物藏胎妊，甘居下位不與争；土旺四季善培育，厚德載物己無德。」細細品味，感覺這正是路志正人生之行端志正的真實寫照。

「莫道桑榆晚，爲霞尚滿天。」如今，年近百歲的路志正，依然未停下奮鬥的脚步。作爲近百年中醫命運沉浮的見證者、中華人民共和國成立後中醫藥事業發展的親歷者以及許多中醫藥重大事件的直接參與或推動者，路志正以獨特的視角和高度，將中醫藥事業的發展與國家及民族的命運緊密地聯繫在一起，也與自己的生命融爲一體。二〇一九年初，在與前來探望的國家中醫藥管理局、中國中醫科學院、中華中醫藥學會的領導交談時，路志正表示，作爲一名老中醫工作者，盼望上級有關部門切實能做好中醫學術傳承，助力臨床對重大疑難疾病的攻關，及時將成熟的治療經驗予以推廣；建議試辦中藥傳承班、成立中醫理論繼承與創新並舉的岐黄班，千萬不要讓祖先留下的優秀文化遺産出現「斷層」，因爲這關係到中華民族子孫後代的繁衍與昌盛；殷切期望年輕一代中醫潛心研讀聖賢書，苦練臨床技能，努力提高臨床療效，擔負起弘揚中醫藥文化和技術的重任；呼吁有關部門做好中醫藥創新成果的保護，使之在中華大地乃至五洲四海開花結果，爲中華民族的偉大復興發揮重要作用。拳拳赤子心，一腔報國志，令人感佩和動容。

這正是：

上善若水潤無聲，宅心仁術緣精誠；

寵辱不驚真君子，國醫大師路志正。

附篇／路志正生平大事年表

- 一九二〇年十二月二十一日，出生於河北藁城縣（現石家莊市藁城區）北窪村，取名路志正，後取字子端，號行健。
- 一九二六年，父親路永修教路志正讀《三字經》《百家姓》《弟子規》《千家詩》。
- 一九二七年，在本村讀私塾。
- 一九三二年，考取高級小學，因家境窘迫，輟學務農。
- 一九三四年，進入伯父路益修創辦的「河北中醫專科學校」學習。
- 一九三五年，拜師孟正己先生，開始學習《素問》《靈樞》《圖注難經脈訣》《傷寒論》《金匱要略》《本草備要》等中醫經典著作。

- 一九三七年，拜師王步舉先生學習針灸，研讀背誦《靈樞》《針灸甲乙經》，《針灸大成》中的《百症賦》《標幽賦》《馬丹陽十二穴歌》和《醫宗金鑒·針灸心法》中的《經脈循行歌》《穴位分寸歌》等內容。
- 一九三七年，跟診於伯父路益修、孟正己和王步舉先生。
- 一九三七年，侍診抄方的同時，苦練書法，主要臨王羲之《半截碑》《蘭亭序帖》和米芾的行書。
- 一九三九年，在保定直隸總督衙門府，以全省第八名的成績通過河北省中醫資格考試。
- 一九三九年，開始在本鄉獨立應診，養成「白天看病，晚上讀書」的習慣，閱讀大量醫案，如《寓意草》《柳選四家醫案》《臨證指南醫案》等，從前人驗案中得到啓發，以提高辨證遣方用藥能力。

● 一九四八年，在鄉里行醫，經十年歷練，臨床經驗漸豐，醫名傳揚鄉里，成爲當地衆口稱贊的「小先生」。

● 一九四九年，和伯父路益修一起來到北京開診行醫。

● 一九五〇年，開診一年多，他們的醫術逐漸被人們認可，患者逐漸增多，有時應接不暇。國家下達有關中醫執業政策，要求「中醫學習西醫」取得資格。

● 一九五一年四月，進入北京中醫進修學校參加「中醫學習西醫學習班」，爲期一年半，學習課程爲醫學解剖學、生理學、病理學、醫學史、藥理學、細菌寄生蟲學、公共衛生學、傳染病學、内科學、外科學、急救學、針灸療法、組織療法、社會發展簡史、新民主主義論、時事報告等。

● 一九五二年七月，從進修學校畢業。

● 一九五二年八月，經組織考察，被衛生部醫政司醫政處中醫科録取參加革命工作；主要負責全國中醫（包括西醫）信訪，上報醫療成果的鑒定、核實及中醫藥人員的進修等工作。

- 一九五二年八月，在衛生部醫務室每周出診兩個半天門診（持續二十年）。
- 一九五三年春，參加由衛生部組織的抗美援朝巡迴醫療隊，運用針灸在東北、山東等地爲回國治療的傷員治病，發現經外奇穴遺精穴。
- 一九五三年冬，「中華醫學會中西醫學術交流委員會」成立，有中醫施今墨、蕭龍友、孔伯華、董德懋、趙樹屏，西醫張孝騫等先生，成爲第一届委員會中最年輕的委員。
- 一九五三年，參加創辦《北京中醫》（後更名《中醫雜誌》）雜誌，並擔任編輯工作。
- 一九五三至一九五六年，任中華醫學會第一届中西學術交流委員會委員。
- 一九五四年春，被派往北京中醫進修學校參與中醫研究院成立籌備工作，爲期一年餘。
- 一九五四年七月，衛生部中醫司成立，轉入中醫司技術指導科工作。

- 一九五四年十一月，參加對石家莊傳染病院「流行性乙型腦炎治驗」的鑒定工作。路志正據理力爭，後又經另兩組專家團隊的鑒別、論證，最終得出了「中醫的參與、中藥的使用是對流行性乙型腦炎治療取得佳效的主要原因」的結論。這是中華人民共和國成立後，所面臨的首次「重大疫情」。
- 一九五五年十一月，作爲中央血吸蟲病防治領導小組中唯一的中醫專家，路志正隨衛生部副部長徐運北等赴江蘇蘇州、揚州及安徽安慶、貴池等地區農村調研。在此基礎上提出「先用中醫藥治療腹水、再用西藥銻劑殺蟲」的方案，由於此方案得以推廣，故有力地加快了「血吸蟲」病防治工作的進程。
- 一九五六年，以「行健」署名，在《中醫雜誌》發表《中醫對血吸蟲病證候的認識和治療》論文。
- 一九五六年，編寫《中醫臨床經驗資料匯編》第一、第二輯，由人民衛生出版社出版，内部發行。

- 一九五七年冬全球範圍流行性感冒大流行，一九五八年在《中醫雜誌》發表《中醫對於傷風感冒的認識和治療》。
- 一九六〇年二月，隨衛生部中醫研究院醫療隊赴包鋼職工醫院支邊，爲期十一個月，擔任中醫科門診、全院病房會診，以及進修培訓工作。搶救五例大面積鋼水等燒傷患者，一死四愈的佳績，引起當地媒體的轟動。
- 一九六〇年十二月，返回北京衛生部中醫司工作。
- 一九六一年，與余瀛鰲兩次到包鋼職工醫院開展「西醫離職學習中醫班」教學工作，爲期一年。
- 一九六一年，與余瀛鰲合作發表《中醫對大面積灼傷的辨證論治》論文。
- 一九六二年，受衛生部委派，編譯中華人民共和國成立後第一部針灸對外交流與培訓專著《中國針灸學概要》，並參與編寫《内科病症的針灸治療》部分。

- 一九六二年，《針灸經外奇穴圖譜》出版，書中收載了「遺精穴」。
- 一九六四年春，返回衛生部中醫司工作。
- 一九六四年九月至十月，隨時任衛生部長徐運北赴陜西省永壽縣，進行「大骨節病」流行情況調查。下鄉期間，運用針藥並用治療産後高熱一例而獲愈，深受當地贊譽。
- 一九六四年，《中國針灸學概要》中文版由人民衛生出版社出版。
- 一九六六年春，隨衛生部調研組赴東北地區瞭解基層衛生工作，下鄉期間救治復蘇一例昏迷患兒。
- 一九六六年，「文化大革命」開始，當年秋路志正被扣上「逃亡富農分子」的帽子，全家被遣返到河北原籍進行監督改造。其間，家中所有藏書被抄，在以後數年裏路志正憑着年輕學醫時期的記憶，教授五位子女中醫理論與臨床知識，帶教他們診治患者，日後五位子女皆成爲國内外中醫藥領域的優秀人才。

● 一九七三年，中央開始落實政策，冤案平反，舉家返回北京。

● 一九七三年，調入中醫研究院廣安門醫院從事内科臨床工作。

● 一九七八年，國家恢復研究生教育制度，中醫研究院招收首届研究生班，作爲研究生導師，帶教二名碩士研究生。

● 一九七九年五月，參加全國首届中醫學術會議審稿委員會，成員還有任應秋、王玉川、董德懋、方藥中、耿鑒庭等先生。

● 一九八〇年，發表《多寐的辨證施治》《濕濁阻遏胸陽》《醫案醫話》等三篇論文。

● 一九八〇年，《中國針灸學概要》英文版出版。

● 一九八一年三月，同中醫研究院廣安門醫院原副院長趙金鐸、謝海洲等創辦中醫研究院廣安門醫院内科研究室，主要研究治療風濕病，是中醫研究院廣安門醫院風濕病科的前身。從中醫學術自身建設入手，創辦中醫病房，在中醫病歷書寫、查房、會診、危重疑難病例討論、中醫護理等方面突出中醫診療特色，實施「能中不西，先中後西，針藥並用，心身同調，内服外敷，食養結合，靈活多變」的治療原則和方法，受到患者和同仁的好評。

- 一九八一年，發表路志正醫案醫話二篇。
- 一九八二年春，向北京市衛生局提出開展「中醫治急症研究」的建議，巫君玉副局長遂委托路志正與方和謙共同主持該項工作，開展「中醫内科急症專題講座學習班」培訓。
- 一九八二年十月，參加在河南南陽召開的「中日張仲景學術研討會」，作「對張仲景狐惑病的認識及其臨床運用」學術報告。
- 一九八二年，發表《眩暈的辨證論治》《略談個案總結》；指導與合作發表《路志正老師談狐惑病的辨治經驗》論文。

- 一九八三年六月，當選第六屆全國政協委員，參加全國政協第六屆第一次會議。
- 一九八三年八月，參加「治療感冒病配套系列藥鑒定會」。
- 一九八三年九月，中華中醫藥學會内科分會成立痹證、脾胃病學組，與焦樹德一起擔任痹證學組組長。
- 一九八三年十一月，赴泰國，參加「中國今日中藥展覽」，其間進行了中醫藥學術交流和開展醫療工作。
- 一九八三年，發表論文《怎樣學好〈難經〉》，報導醫案二則；指導與合作發表《中風（中臟腑）的辨治》論文。
- 一九八四年十一月，在寧波組織召開「全國痹證、脾胃病第二次學術討論會、全國《五部醫話》

及《醫部全録續編》編委會會議」。

- 一九八四年，發表《中醫古籍整理縱横談》《五瀉心湯的臨床運用和體會》《臨證經驗瑣談》論文。
- 一九八四年，籌備編寫《路志正醫林集腋》。
- 一九八五年六月，中華中醫藥學會内科分會痹證、脾胃病學術組，與遼寧本溪第三制藥廠合作，研發系列中成藥尪痹沖劑、濕熱痹沖劑，通過新藥鑒定。
- 一九八五年七月，《中醫内科急症》由人民衛生出版社出版。
- 一九八五年，發表《升降散運用一得》《頭痛證治經驗》《氣陰兩虚風痰阻絡一例治驗》《煤氣中毒後遺重症之治》等論文。
- 一九八六年四月，被聘爲第五届藥典委員會委員。
- 一九八六年七月，《中醫内科急症》獲北方十省市（區）優秀科技圖書二等奬。

● 一九八六年，多次參加振興中醫基金會義診活動。

● 一九八六年，發表《腎上腺嗜鉻細胞瘤一例報告》《扶陽抑陰法搶救尿毒症并發暴喘將脱二例報告》等四篇論文。

● 一九八六年九月至一九九九年，先後任北京中醫學院、北京中醫藥大學名譽教授、客座教授。

● 一九八七年六月，受泰國「泰中醫療服務中心」邀請，由中醫研究院派遣赴泰國參加了「泰中中醫藥學術交流大會」，三個月診治患者六千餘人，增進了中泰人民的友誼。

● 一九八七年，發表《甲亢診餘話風消》等醫話醫論四篇。

● 一九八七年，籌備編寫《中醫濕病證治學》。

● 一九八七年十月至一九九九年十月，擔任北京老年康復醫學研究會副會長。

● 一九八八年三月，當選第七届全國政協委員，參加全國政協第七届第一次會議，聯合劉志明、程莘農等十六位委員，提出「健全中醫管理機構，改革中藥管理體制」的建議。

● 一九八八年，發表《調理脾胃法在胸痹治療中的運用》《乾燥綜合征治驗》等八篇醫論醫話。

● 一九八九年九月，《路志正醫林集腋》由人民衛生出版社出版。

● 一九八九年十一月，與焦樹德、閆孝誠共同主編的《痹病論治學》由人民衛生出版社出版。

● 一九八九年，國家中醫藥管理局重點課題「路志正調理脾胃法治療胸痹經驗的繼承整理研究」立項。

● 一九八九年，發表《清膽和胃療心痹》醫話；指導與合作發表《路志正教授辨治心痹四法》論文。

● 一九八九年至二〇〇三年十二月，任中華中醫藥學會内科分會副主任委員、心病分會副主任委員、風濕病分會主任委員。

● 一九九〇年三月，在全國政協會議上，聯合王綿之、凌一揆等人，提出「請國務院加速完善中醫藥管理體制，更好地推動和發展中醫藥事業」的提案。

- 一九九〇年七月，聯名鄧鐵濤、任繼學、方藥中、何任、焦樹德、張琪、步玉如「八老上書」，致信江澤民總書記，隨信遞交《關於加强國家中醫管理局職能的建議》。
- 一九九〇年，發表《疑難病辨治雜談》；指導與合作發表《路志正臨床辨治火鬱證舉隅》《路志正從脾胃論治心痹學術思想概要》等三篇論文。
- 一九九〇年至一九九九年，擔任衛生部國際交流中心理事。
- 一九九一年六月，參加在沈陽召開的「中醫藥國際學術會議」，提出了「濕邪阻滯是心律失常的一大致病因素」的論點。
- 一九九一年六月，參加衛生部國際交流中心組織的「辨證應用中成藥教材編寫訪日代表團」，赴日交流。

● 一九九一年八月，受聘衛生部第三屆藥品審評委員會委員。

● 一九九一年八月，赴馬來西亞講學三個月。曾參加馬來西亞南洋商報主辦的「北京十大名醫講座」，作題爲「中醫藥學的繼承與創新」學術報告；並爲我國江南洪澇賑災開展義診募捐活動；同時平息「中國中醫師行醫問題」在馬來西亞引起的風波，以精湛醫術和高尚醫德爲中國中醫挽回聲譽。

● 一九九一年九月，被人事部、衛生部、國家中醫藥管理局聘爲第一批全國老中醫藥專家學術經驗繼承工作指導老師。

● 一九九一年九月，聘任臺灣陳立夫中醫藥學術獎協助委員會中國大陸委員，直至二〇〇〇年，連任四屆委員。

● 一九九一年，發表《結者散之、堅者削之》《突眼性甲亢一例的治療紀實》等論文；指導與合作發表《路志正教授治療男子不育症經驗簡介》《路志正教授從肝論治心痹的經驗》等三篇論文。

● 一九九一年十一月，與焦樹德組織中國中醫藥學會内科分會心病專業委員會等單位，在北京舉辦「首届國際中醫心病學術會議」，路志正作「肝心痛證治」學術報告。

● 一九九一年，發表《腎病綜合徵合併膽結石一例挽治案》；指導與合作發表《濕阻的流行病學調查》《心律失常挽治一則》《路志正治療産後痹病的經驗》等四篇論文。

● 一九九三年春，當選第八届全國政協委員，參加全國政協第八届第一次會議。

● 一九九三年秋，參加在美國召開的「國際針灸與東方醫學學術交流會」，作題爲「針藥並用——糖尿病的辨證論治」學術報告。

● 一九九三年，指導與合作發表《路志正重視濕阻學術思想初探》《多寐治驗》《神效止血湯治崩漏大出血一百〇五例報告》等四篇論文。

● 一九九四年二月，主持「路志正調理脾胃法治療胸痹經驗繼承整理研究」通過專家鑒定結題，獲中國中醫研究院科技進步三等獎。

● 一九九四年十月，任首届糖尿病國際學術會議暨糖尿病專業委員會委員。

● 一九九四年，發表《肝心痛證治》；指導發表《路志正調理脾胃治雜病學術思想》等論文。

● 一九九五年三月，「路志正調理脾胃法治療胸痹經驗繼承整理研究」獲國家中醫藥管理局中醫藥基礎研究二等獎。

● 一九九五年九月，赴臺灣參加「海峽兩岸中醫藥學術、中西醫結合暨繼續教育研討會」。

● 一九九五年，與張震等共同發表《中藥新藥處方論述與審評探討》；指導與合作發表《路志正運用温膽湯治療冠心病的經驗》論文。

● 一九九六年四月，針對日本「小柴胡湯事件」，接受《中國中醫藥報》采訪，强調了「要用中藥，先學好中醫」的觀點。

● 一九九六年四月，赴日本參加「活血化瘀學術交流研討會」。

● 一九九六年九月，隨衛生部地方病辦公室與全國政協部分醫衛界代表，到延安地區進行考察。

● 一九九六年十月，組織全國中華中醫學會痹病專業委員會，在北京舉辦了「首屆國際中醫風濕病學術研討會」。

● 一九九六年四月至一九九九年，任馬來西亞馬中廈大中醫學院名譽院長。

同月，赴澳門參加「國際中醫藥學術研討會」。

● 一九九六年，與焦樹德共同主編的《實用中醫風濕病學》出版，提出了尪痹、産後痹、燥痹等中醫病名。

● 一九九六年，指導與合作發表《路志正調理脾胃法治療胸痹三百例臨床觀察報告》《路志正調理脾胃法治療胸痹的經驗》《路志正教授治療糖尿病的學術思想與醫療經驗》等七篇論文。

- 一九九七年六月，通過網絡參加北京—日本會診交流活動，日本「眩暈」病例成功獲愈，贏得日本中醫藥學界贊譽。
- 一九九七年七月，參加在法國巴黎召開的「歐洲中醫藥學術會議」，作題爲「中醫藥學對人類衛生保健事業的貢獻」學術報告。
- 一九九七年八月，在北京人民大會堂召開「路志正行醫六十週年學術研討會暨拜師大會」。
- 一九九七年十月，參加了在中國泉州召開的「東南亞中醫藥學術研討會」。
- 一九九七年十月，參加了在法國巴黎召開的「世界中醫學會第二届學術年會」。
- 一九九七年，指導學生發表路志正醫論醫話三篇。
- 一九九八年二月，《實用中醫風濕病學》獲國家中醫藥管理局中醫藥基礎研究三等獎。

● 一九九八年三月，在全國政協會議期間，與王綿之、張鏡人等十位中醫藥代表、專家，再次給國家最高領導寫信，反映中藥管理存在的問題，提出不能用管理西藥的標準管理中藥，不可重蹈「神父管和尚」的覆轍，應力圖中醫與中藥的有機結合，真正做到「藥爲醫用，醫知藥用」。

● 一九九八年三月，爲莫桑比克共和國的希薩諾總統及夫人看病，得到總統及夫人的高度讚揚。

● 一九九八年九月，應日本中醫藥研究會邀請，進行題爲「學無止境，勇攀高峰」演講。

● 一九九八年十月，參加在香港舉辦的「九八香港中醫藥防現代難治病學術研討會」，作了題爲「現代疑難病中醫治療思路與體會」學術報告。

● 一九九八年十一月，任第三屆中國中醫藥學會心病分會副主任委員。

● 一九九八年，指導與合作發表《路志正調理脾胃法治療胸痹經驗的繼承整理研究》《路志正從腎論治心痛的經驗》等五篇論文。

- 一九九八年二月至一九九九年，任廣東省中醫研究所客座研究員。
- 一九九八年十二月至一九九九年，任倫敦中醫學院名譽教授。
- 一九九九年一月，參加國家中藥品種保護審評委員會（第二屆）換屆會議。
- 一九九九年一月至二〇〇八年任國家中藥品種保護審評委員會顧問。
- 一九九九年六月，組織全國中華中醫學會痹病分會，在香港召開「第二屆國際中醫風濕病學術研討會」，作「痛風病芻議」學術報告。
- 一九九九年十一月，參加在摩納哥蒙特卡洛召開的「第二屆國際替代醫學大會」，並作題爲「類風濕關節炎辨治經驗」學術報告。
- 一九九九年，發表《流感防治方藥》；指導與合作發表《路志正治療萎縮性胃炎伴胃腺異型增生經驗》《路志正主任醫師治療濕熱痹經驗》等三篇論文。

- 一九九九年，被長春中醫學院聘爲客座教授。
- 二〇〇〇年三月至五月，應中國駐瑞士大使館邀請，赴瑞士索羅圖恩州索倫托市參加「中華傳統醫學中心」揭幕式。
- 二〇〇〇年八月，參加全國名詞委中醫藥學名詞審定委員會成立大會。
- 二〇〇〇年九月，參加在泰國舉辦的「第六屆亞細亞中醫藥學術大會暨國際傳統醫藥新成果博覽會」。
- 二〇〇〇年，發表《胷心痛辨治》論文；指導與合作發表《路志正治療頑咳特色》等二篇。
- 二〇〇一年三月，在法國組織舉辦了「第三屆國際中醫風濕病學術研討會」，就國内外中醫藥防治風濕病的臨床研究、實驗研究等内容，進行廣泛深入的討論。
- 二〇〇一年四月，被聘爲「廣東省中醫院繼承國家名老中醫學術經驗指導老師」。

- 二〇〇一年六月，召開「路志正教授行醫六十五週年暨八十華誕學術研討會」。
- 二〇〇一年，發表《中醫藥給中老年養生保健帶來新的生機》等論文；指導與合作發表《濕病源流》《路志正教授運用經方治療紅斑狼瘡的經驗》。
- 二〇〇一年，擔任全國高等中醫藥教材建設顧問委員會委員。
- 二〇〇二年十一月，參加衛生部國際交流與合作中心第五屆理事會。
- 二〇〇二年，參與和指導國家中醫藥管理局中醫藥科技專項課題「路志正調理脾胃一號方治療胸痹的臨床研究」、北京市科技計劃重大項目「基於信息挖掘技術的名老中醫臨床診療經驗研究」。
- 二〇〇二年，發表《腎心痛證治精要》論文；指導與合作發表《路志正治療强直性脊柱炎經驗》《路志正治療胎漏驗案》等四篇論文。

- 二〇〇二年，擔任衛生部國際交流與合作中心名譽理事。
- 二〇〇三年三至四月，「非典」（今稱「重症急性綜合徵」）肆虐，與吕炳奎、焦樹德等幾位老中醫聯名向温家寶總理寫信，要求發揮中醫善治瘟疫的優勢，運用中醫藥防治「非典」。二〇〇三年四月二十五日擬預防「非典」方。
- 二〇〇三年四月，參加「英國中醫藥立法論壇」，其間爲英國首相布萊爾會診。
- 二〇〇三年七月，獲得中國中醫研究院「抗非典勇士」榮譽稱號，並獲得中國科技協會頒發的《全國防治非典型肺炎優秀科技工作者》榮譽證書。
- 二〇〇三年十月，赴香港理工大學京港中醫診所進行中醫講座。
- 二〇〇三年，發表「由博返約、由約至博」；指導與合作發表《路志正老中醫芳香化濁治療心絞痛經驗》《路志正教授從濕論治更年期綜合征經驗介紹》等五篇論文。

- 二〇〇三年，擔任二十一世紀高等醫藥院校（七年制）中西醫結合專業系列教材顧問委員會顧問、世界中醫藥學會聯合會第一屆高級專家顧問委員會委員。
- 二〇〇四年，參加在香港舉辦的「名醫名方學術研討會」。
- 二〇〇四年，指導首都發展基金課題「基於路志正教授經驗的乾燥綜合徵中醫治療方案及療效評價研究」獲得立項。
- 二〇〇四年，發表《如何培養名副其實的中醫名家》；指導與合作發表《桑貞降脂方治療圍絶經期婦女高脂血症（肝腎陰血虚型）六十例療效觀察》《路志正教授治療甲狀腺機能亢進症的用藥經驗》等四篇論文。
- 二〇〇四年，擔任中華中醫藥學會科學技術奬評審專家庫專家。
- 二〇〇五年十一月，在中國中醫科學院召開防治禽流感學術會議上，提出了自己的辨證論治思路。

- 二〇〇五年，指導與合作發表《路志正教授調理脾胃治療眩暈經驗》等三篇論文。
- 二〇〇五年十二月，獲「中央保健先進個人」稱號。
- 二〇〇六年，發表《北方亦多濕續論》；指導與合作發表《路志正調理脾胃學術思想探討》《路志正教授運用臟腑相關理論救治心腦血管病經驗舉要》等十七篇論文。
- 二〇〇六年，擔任中國中醫科學院首屆學術委員會副主任委員。
- 二〇〇六年，擔任《世界中西醫結合雜誌》主編。
- 二〇〇七年一月，路志正主編《中醫濕病證治學》，由科學出版社出版。
- 二〇〇七年十一月，赴河南參加「艾滋病試點項目科研立項工作會議」，顧問指導由王健主持的國家中醫藥管理局課題「名老中醫參與指導中醫藥防治艾滋病試點項目臨床經驗總結」，及《艾滋病中醫調攝手册》的編寫。

- 二〇〇七年，發表《論稀有、有毒中藥的合理使用》《爲山東中醫藥大學教育改革叫好》等四篇文章；指導與合作發表《路志正治療慢性萎縮性胃炎經驗》《路志正教授治療惡性腫瘤經驗擷菁》等九篇論文。
- 二〇〇七年，擔任中國中醫科學院著名中醫藥專家學術經驗傳承博士後合作指導老師。
- 二〇〇八年一月，被授予「全國名老中醫藥專家學術經驗繼承工作優秀指導老師」，吴儀副總理接見和祝賀。
- 二〇〇八年四月，被評爲傳統醫藥「國家級非物質文化遺産代表性傳承人」。
- 二〇〇八年五月，四川汶川地震，向國家中醫藥管理局領導寫報告建議恢復急救用中成藥的生産。

● 二〇〇八年，建立「路志正名老中醫工作室」。

● 二〇〇八年，中國中醫科學院著名中醫藥專家學術經驗傳承博士後流動站、名中醫研究室啓動。

● 二〇〇八年，參與國家「十五」科技攻關計劃課題「名老中醫學術思想、經驗傳承研究」；參與北京市科技計劃重大項目「名老中醫臨床診療信息采集及經驗挖掘研究」。

● 二〇〇八年，被授予「世界中醫藥聯合會杯王定一杯中醫藥國際貢獻獎」。

● 二〇〇八年，被聘爲「首都中醫藥養生首席指導專家」。

● 二〇〇八年，發表《尊經養生，修德增壽》等文章三篇；指導與合作發表《路志正教授治療類風濕關節炎經驗》《路志正教授從氣陰兩虛論乾燥綜合徵發病機制》等七篇。

● 二〇〇八年，擔任中國中醫科學院艾滋病專家委員會委員。

- 二〇〇九年一月，被北京市政府授予「首都國醫名師」、中國中醫科學院授予「名譽首席研究員」。
- 二〇〇九年四月，被人事部、衛生部、國家中醫藥管理局聯合授予首屆「國醫大師」，吴儀副總理接見和祝賀。
- 二〇〇九年五月，禽流感侵襲，參閲包括中獸醫學等大量資料，擬制參考方，提供臨床之用。
- 二〇〇九年五月，爲《農村中醫臨床顧問》再版題寫書名和賀詞。
- 二〇〇九年六月，被授予「中華中醫藥學會終身成就獎」。
- 二〇〇九年六月，在廣安門醫院進行「濕暈證治」專題講座。
- 二〇〇九年十一月，獲中華中醫藥學會授予「路志正名醫傳承工作站」。
- 二〇〇九年，主持「九七三」專項課題「化濁祛濕通心方配伍規律及作用機制研究」，被獲批並啓動。

● 二〇〇九年，獲國家中醫藥管理局「全國名老中醫傳承工作室建設項目」支持，建立「路志正國醫大師傳承工作室」。

● 二〇〇九年，中華中醫藥學會急症分會授予「三九雅安杯」中醫急症工作突出貢獻獎。

● 二〇〇九年，主編《中醫濕病證治學》，被科學出版社授予「優秀作者獎」。

● 二〇〇九年，發表《讀〈證素辨證學〉有感》等二篇；指導與合作發表《路志正調理脾胃法治療胸痹的方藥運用規律研究》等十五篇論文。

● 二〇〇九年，收「全國老中醫藥專家學術經驗繼承人」及「全國優秀中醫臨床人才」姜泉、尹依艱、毛宇湘、田軍彪等醫師爲徒。

● 二〇〇九年，擔任中國中醫科學院養生保健專家指導委員會顧問、中國中醫科學院榮譽首席研究員。

- 二〇一〇年三月，審閱的《艾滋病中醫調攝手册》出版。
- 二〇一〇年八月，被聘爲「世界中醫藥學會聯合會風濕專業委員會」名譽會長。
- 二〇一〇年八月，在中國中醫科學院中醫藥發展論壇上，作了「關於中醫傳承的思考」的演講。
- 二〇一〇年，指導與合作發表《路志正脾胃學術思想探微——新時代内傷脾胃的致病因素》等三篇論文。
- 二〇一〇年，擔任世界中醫藥學會聯合會風濕病專業委員會名譽會長。
- 二〇一一年一月九日，獲中央保健特殊貢獻獎。
- 二〇一一年一月，「國醫大師路志正從醫七十週年學術思想研討會」在人民大會堂召開。
- 二〇一一年四月，「路志正名老中醫工作室」獲北京中醫藥薪火傳承優秀獎。

- 二〇一一年五月，參加「太湖文化論壇中醫藥文化瑰寶推介活動」，擔任組委會名譽主任。
- 二〇一一年八月一日，被聘爲太湖論壇中醫藥文化瑰寶推進活動首席醫學顧問，爲期五年。
- 二〇一一年，主持中央保健專項課題「化濁祛濕通心方對老年血脂代謝異常的干預研究」、參與重大新藥創制項目「綜合性中藥新藥研究開發技術大平臺」——「化濁調脂方」等研究工作。
- 二〇一一年，發表《高山流水寄故人——憶國醫大師裘沛然先生》等文章；指導與合作發表《路志正臨床整體辨證思維探討》等三篇論文。
- 二〇一二年一月，參與《中華人民共和國中醫藥法》修改意見，提交國務院法制辦公室。
- 二〇一二年三月，參加岳美中教授學術傳承座談會暨《岳美中全集》發佈儀式。
- 二〇一二年四月，在中國中醫科學院廣安門醫院作「提高療效乃中醫立世之本」專題報告。
- 二〇一二年五月，被江西中醫藥大學聘爲榮譽教授及岐黃國醫書院名譽校長。

- 二〇一二年五月，啓動編纂「路志正醫學叢書」（共十卷）計劃。
- 二〇一二年六月，參加「太湖文化論壇中醫藥文化發展高級別會議」，作題爲「自然、和諧、健康與中醫之道」演講；大會期間爲原越南國家主席陳德良會診。
- 二〇一二年七月，參加河北省中醫藥傳承拜師大會，被授予河北省中醫藥傳承特聘導師。
- 二〇一二年九月，被聘爲國家中醫藥管理局中醫藥標準化專家技術委員會顧問。
- 二〇一二年十月，在中國中醫科學院廣安門醫院南區，舉辦「名老中醫學術思想研修班」，作「顧潤燥在脾胃病中的運用」講座。
- 二〇一二年，參與國家「十二五」項目課題「名老中醫特色有效方藥傳承研究」、國家中醫藥管理局項目「全國中醫醫療與臨床科研信息共享的推廣應用研究」之分課題「真實世界專家（國醫大師路志正）診療冠心病有效方藥發現研究」等。

- 二〇一二年，發表《關於中醫經典著作研究的一點思考》《顧潤燥在脾胃病中的運用》等論文；指導與合作發表《焦慮與抑鬱障礙的中醫病機與治療大法》《路志正教授調升降學術思想之治濕調升降法初解》等五篇論文。
- 二〇一三年九月，參加中國文化院在北京舉辦的「中醫養生論壇」，作題爲「醫易相通話養生」演講。
- 二〇一三年十月，夫人張淑萍病逝，親朋好友、醫療團體近百人參加了弔唁。
- 二〇一三年十二月，主持「九七三」專項課題「化濁祛濕通心方配伍規律及作用機理研究」，順利結題。
- 二〇一三年，參與編寫《國醫年鑒·二〇一三年》，指導與合作發表《國醫大師路志正治療狐惑病經驗總結》《路氏清金肅肺止咳方臨床應用淺析》等五篇論文。

- 二〇一四年一月，獲第五届中國中醫科學院唐氏中醫藥發展奬。
- 二〇一四年三月，舉行授徒儀式。
- 二〇一四年四月，起草國醫大師路志正傳承工作室建設規劃，繼續申請籌建工作。
- 二〇一四年五至十二月，組織召開「路志正醫學叢書」七次編委會，擬編寫《路志正醫論集》《路志正中醫藥建言獻策》《包鋼醫院日記》《路志正風濕病學》《路志正中醫心病學》《路志正脾胃論》等。
- 二〇一四年，指導與合作發表《從脾陰析國醫大師路志正教授「顧潤燥」思想》《路志正升陽除濕法臨床應用探討》等五篇論文。
- 二〇一五年四月，在北京通州召開第二期國醫大師路志正學術思想研修班，作「麻疹的防治」講座。

- 二〇一五年一至四月，審閱「路志正醫學叢書」之《中醫基礎講稿與臨證運用》《路志正婦科學術經驗集》書稿。
- 二〇一五年五月二十八日，參加任應秋百年誕辰紀念會。
- 二〇一五年十月，審閱「路志正醫學叢書」之《路志正醫案醫話》書稿，擬編寫《路志正兒科學驗集》。
- 二〇一五年十月八日，參加國家中醫藥管理局召開的屠呦呦研究員獲諾貝爾獎表彰大會。
- 二〇一五年十月二十日，人民衛生出版社通過「路志正醫學叢書」十册立項，正式將《路志正醫論集》《路志正中醫藥建言獻策》《包鋼醫院日記》交付出版。
- 二〇一五年十月二十五日，參加著名中醫藥學家董德懋、趙金鐸、謝海洲學術思想研討會，並作主旨發言。

- 二〇一五年十二月二十二日，參加中國中醫科學院舉行成立六十週年紀念大會，受到國務院副總理劉延東、國家中醫藥管理局局長王國强等領導接見。
- 二〇一五年十二月二十八日至三十一日，接受中央電視臺《千年中醫》節目組跟踪采訪。
- 二〇一五年，指導與合作發表《基於數據挖掘探索路志正教授治療胸痹的用藥經驗研究》《路志正從肝論治咳嗽學術思想探討》等七篇論文。
- 二〇一六年一月二十四日，在北京國子監舉行「國醫大師路志正教授傳承拜師會暨祝賀路老九十六歲壽辰」，收八位新弟子爲徒。
- 二〇一六年一月二十八日，在中國中醫科學院廣安門醫院建院六十週年學術總結會上發表主旨演講，並獲中國中醫科學院廣安門醫院終身成就獎。
- 二〇一六年五月九日，獲「中央保健優秀專家」獎，栗戰書頒獎。

- 二〇一六年五月二十日，在河北省易縣舉辦國醫名師學術經驗傳承講習班。
- 二〇一六年六月三日，赴河北任丘扁鵲祠參加「中醫文化尋根之旅」拜謁。
- 二〇一六年六月十九日，在江西中醫藥大學舉辦路志正國醫大師學術思想傳承報告會。
- 二〇一六年九月二十四日，在北京舉辦心病診療新理念暨中醫名家學術傳承進展——國醫大師路志正心病學術思想及臨床經驗傳承研修班。
- 二〇一六年十二月十一日，在廣東省中醫院舉辦國醫大師路志正學術思想嶺南傳薪高級研修班。
- 二〇一六年，指導與合作發表《基於臨床醫案數據挖掘路志正教授治療高脂血症的臨證經驗》等十二篇論文。
- 二〇一七年二月二十四日，榮獲中國中醫科學院岐黄中醫藥傳承發展獎。
- 二〇一七年五月，被聘爲太湖世界文化論壇岐黄國醫外國政要體檢中心主席。

- 二〇一七年六月十七日，擔任中國醫療保健國際交流促進會中醫分會名譽主任委員，聘期三年。
- 二〇一七年六月二十九日，參加第三屆國醫大師和全國百名名中醫表彰會。
- 二〇一七年十二月二十五日，參加中醫藥傳承與創新「百千萬」人才工程啓動。
- 二〇一七年，指導與合作發表《基於路志正醫案數據挖掘現代疾病内傷濕濁病機與治法研究》《基於路志正醫案數據挖掘清化濕熱法核心用藥研究》等九篇論文。
- 二〇一八年一月六日，在北京舉行「國醫大師路志正學術思想傳承論壇暨『路志正醫學叢書』首發式」。
- 二〇一八年二月六日，在中國中醫科學院舉辦第六批全國老中醫藥專家學術經驗繼承工作指導老師授徒儀式。
- 二〇一八年三月二十四日，國家中醫藥管理局京津冀中醫藥協同發展項目「國醫大師路志正學術思想傳承工作室滄州分站」，在河北省滄州中西醫結合醫院落成，舉行揭牌儀式和學術講座活動。

● 二〇一八年四月，《路志正醫案醫話》由人民衛生出版社出版發行。

● 二〇一八年四月十八日，於河南禹州參加「世界中醫藥學會聯合會一技之長專業委員會成立儀式」，並爲孫思邈研究院成立慶典揭幕。

● 二〇一八年五月十二日，在北京通州舉行「國醫大師路志正臨床經驗學習班」，並舉辦國醫大師路志正授徒拜師儀式。

● 二〇一八年五月十九日，在河北省内丘縣舉辦第三届中國扁鵲暨燕趙名醫學術研討會，前往參加祭拜扁鵲及國醫大師路志正先生捐贈「路志正醫學叢書」（前五册）的儀式。

● 二〇一八年六月二日，參加在河北省易縣舉行的首届京津冀易水學派學術思想研討會。

● 二〇一八年六月三十日至七月一日，京津冀路志正學術思想傳承——國醫大師路志正學術思想研修班在河北省滄州市中西醫結合醫院舉辦。

- 二〇一八年八月十七日，參加北京「中國首屆醫師節（八一九）」主題宣傳活動，榮獲「中國首屆醫師節」優秀醫師稱號。
- 二〇一八年九月，《讀書序評隨筆》由人民衛生出版社出版發行。
- 二〇一八年九月十九日，參加河北中醫學院六十週年校慶。
- 二〇一八年十月十三日，參加香山科學會議：新時代中醫藥發展戰略學術研討。
- 二〇一八年十月二十七日，在廣東省中醫院舉辦國醫大師路志正濕病學術思想研討暨糖尿病管理新進展學習班。
- 二〇一八年，指導與合作發表《路志正教授運用〈金匱要略〉理論論治風濕病經驗》等三篇論文。

- 二〇一九年三月二日，路志正國醫大師工作室數字録播系統安裝驗收，路志正參觀指導。
- 二〇一九年三月十二日，參加中國中醫藥循證醫學中心成立啓動儀式。
- 二〇一九年三月二十八日，廣東衛視采訪路志正及其弟子，製作國醫大師系列片。
- 二〇一九年四月十一日，中國中醫科學院、中國中醫科學廣安門醫院、路志正工作室啓動國醫大師路志正從醫八十週年暨百年華誕學術傳承系列活動。
- 二〇一九年四月二十六日，獲第二届北京中醫藥大學岐黄獎。
- 二〇一九年八月二十八日，大型紀録片《本草中國》第二季第一集《天賜》，在中央電視臺中文國際頻道播出，路志正國醫大師被采訪播出。
- 二〇一九年八月三十一日，在北京國醫書院，舉辦國醫大師路志正收徒儀式暨學術傳承會，收徒二十六人。

- 二〇一九年九月十日，被授予中國中醫科學院「優秀教師」榮譽稱號。
- 二〇一九年，指導發表《國醫大師路志正教授治療肺癌專方研究之數據挖掘》等論文。
- 二〇一九年十一月，出版《國醫大師路志正傳》《國醫大師路志正百年華誕賀集》。
- 二〇一九年十一月十六日，路志正學術思想研討會暨路志正百年華誕慶典召開。